# 图解《本草纲目》中药对症速查全书

谷深 编著

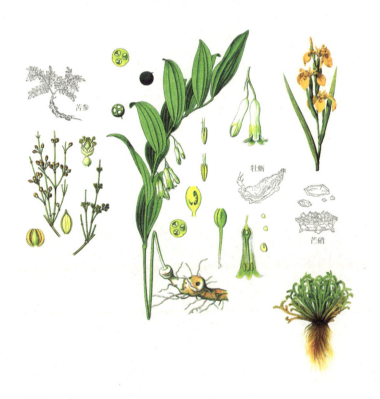

电子工业出版社

Publishing House of Electronics Industry

北京·BEIJING

**图书在版编目（CIP）数据**

图解《本草纲目》中药对症速查全书 / 谷深编著 .
北京：电子工业出版社，2025. 3. -- ISBN 978-7-121
-49793-3

Ⅰ . R281.3-64

中国国家版本馆 CIP 数据核字第 2025X401S8 号

责任编辑：黄益聪
印　　刷：天津画中画印刷有限公司
装　　订：天津画中画印刷有限公司
出版发行：电子工业出版社
　　　　　北京市海淀区万寿路 173 信箱　　邮编：100036
开　　本：720×1000　1/16　印张：10　字数：207 千字
版　　次：2025 年 3 月第 1 版
印　　次：2025 年 3 月第 1 次印刷
定　　价：49.80 元

凡所购买电子工业出版社图书有缺损问题，请向购买书店调换。若书店售缺，请与本社
发行部联系，联系及邮购电话：（010）88254888，88258888。

质量投诉请发邮件至 zlts@phei.com.cn，盗版侵权举报请发邮件至 dbqq@phei.com.cn。

本书咨询联系方式：（010）68161512，meidipub@phei.com.cn。

## 解表类养生中药

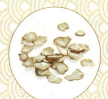

2 紫苏　　行气宽中，清痰利肺
3　　　　　紫苏葱白方 / 苏羌茶
4 荆芥　　辛温解表，发汗祛风
5　　　　　荆芥拌黄瓜 / 荆防败毒散
6 防风　　祛风解表，除湿止痛
7　　　　　防风茶 / 防风葱白粥 / 防风二仁饮
8 葛根　　解肌透疹，生津止渴
9　　　　　葛根汤 / 葛根绿豆菊花粥 / 葛根粥
10 柴胡　　疏肝解郁，散表泻热
11　　　　　止盗汗茶 / 柴胡疏肝粥
12 菊花　　养肝明目，解毒消肿
13　　　　　桑菊竹叶茶 / 菊花苹果茶
14 薄荷　　发散风热，利咽止痒
15　　　　　薄荷绿茶
16　　　　　薄荷甘草茶 / 柠檬薄荷香

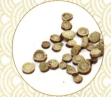

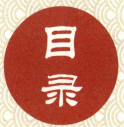

## 祛风湿类养生中药

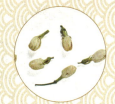

18 独活　　祛风除湿，通痹止痛
19　　　　　独活乌豆汤 / 独活煮鸡蛋 / 独活桑寄生鲫鱼汤
20 威灵仙　祛风除湿，通络止痛
21　　　　　威灵仙炖猪瘦肉 / 威灵仙炒芹菜
22 桑寄生　补益肝肾，祛风通络
23　　　　　桑寄生老母鸡汤 / 桑寄生茶
24 五加皮　祛风除湿，强健筋骨
25　　　　　五加皮牛肉烧 / 五加皮乌鸡汤
26　　　　　强补猪肝 / 五彩鸡丁

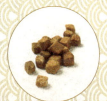

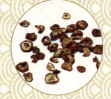

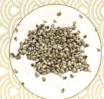

目录

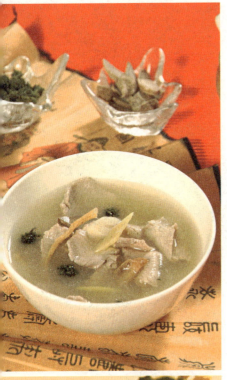

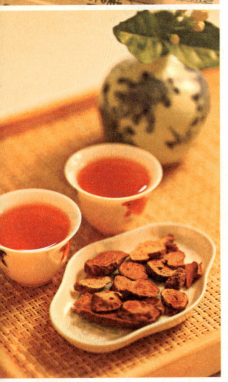

## 泻下类养生中药

28 大黄　　泻热通肠，凉血解毒，逐瘀通经
29 　　　　大黄止痛茶 / 消脂降火茶
30 芦荟　　泻热通便，清肝，杀虫
31 　　　　芦荟蜂蜜茶
32 牵牛子　泻水通便，消痰涤饮，杀虫攻积
33 　　　　牵牛子粥 / 蜂蜜牵牛子丸
34 火麻仁　润肠通便，润燥生发

## 清热类养生中药

36 知母　　滋阴降火，润燥除烦
37 　　　　知母炖鸡块 / 知母炖牛肉
38 夏枯草　清肝明目，散结消肿
39 　　　　夏枯草苦丁茶 / 夏枯草枸杞茶
40 决明子　清肝明目，润肠通便
41 　　　　决明苁蓉茶 / 杞菊决明子茶
42 金银花　清热解毒，疏散风热
43 　　　　金银花绿茶 / 金银花青叶茶
44 连翘　　清热解毒，消肿散结
45 　　　　薄荷桑菊饮 / 和胃汤
46 板蓝根　清热解毒，凉血利咽
47 　　　　板蓝根茶
48 马齿苋　清热止痢，凉血解毒
49 　　　　马齿苋肉丝汤 / 马齿苋蒲公英粥
50 蒲公英　清热解毒，利湿通淋
51 　　　　清火茶
52 鱼腥草　清热解毒，消痈排脓，利尿通淋
53 　　　　鱼腥草杏桔茶 / 鱼腥草薏苡仁汤
54 生地黄　滋阴清热，凉血补血
55 　　　　鸭梨地黄茶 / 清心茶
56 黄连　　清热燥湿，泻火解毒

## 化痰止咳类养生中药

| 58 | 半夏 | 燥湿化痰，降逆止呕 |
| 59 | | 半夏粥 / 六和茶 |
| 60 | 桔梗 | 开宣肺气，祛痰排脓 |
| 61 | | 桔梗茶 / 冬瓜桔梗汤 |
| 62 | 贝母 | 清热润肺，化痰止咳 |
| 63 | | 贝母莲藕茶 / 贝母萝卜粥 |
| 64 | 杏仁 | 止咳平喘，润肠通便 |
| 65 | | 杏仁茶 / 萝卜杏仁煮牛肺 |
| 66 | 苏子 | 消痰平喘，润肠通便 |
| 67 | | 苏子桃仁粥 / 苏子麻仁粥 |
| 68 | 枇杷叶 | 化痰止咳，和胃降逆 |
| 69 | | 枇杷菊花粥 / 枇杷绿豆粥 |
| 70 | 桑白皮 | 泻肺平喘，利水消肿 |
| 71 | | 桑白皮茯苓健脾汤 / 桑白皮茶 / 枇杷叶膏 |
| 72 | 白果 | 敛肺平喘，止带缩尿 |

## 理气类养生中药

| 74 | 陈皮 | 理气健脾，燥湿化痰 |
| 75 | | 葱白陈皮茶 / 陈皮茶 |
| 76 | 枳实 | 破气消积，化痰散痞 |
| 77 | | 淮山枳实炖鸭汤 / 枳实桂枝汤 |
| 78 | 沉香 | 降气温中，暖肾助阳 |
| 79 | | 沉香姜枣茶 / 容颜不老方 |
| 80 | 檀香 | 理气温中，散寒止痛 |
| 81 | | 红花檀香饮 / 醒酒汤 |
| 82 | 香附 | 疏肝理气，调经止痛 |
| 83 | | 陈皮香附蒸乳鸽 / 香附路路通蜜饮 / 香附川芎茶 |
| 84 | 薤白 | 行气导滞，通阳散结 |

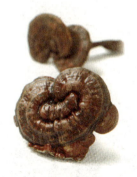

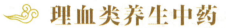

## 理血类养生中药

86 川芎　　*活血行气，祛风止痛*
87　　　　川芎茯苓当归粥 / 川芎白芷炖鱼头
88 郁金　　*行气解郁，凉血破瘀*
89　　　　郁金瘦肉汤 / 郁金甘草绿茶
90 丹参　　*祛瘀止痛，活血调经*
91　　　　丹参茶 / 丹参饮
92 红花　　*活血通经，祛瘀止痛*
93　　　　黑豆红花汤 / 红花生地黄茶 / 红花糯米粥
94 桃仁　　*活血化瘀，润肠通便*
95　　　　桃仁粥 / 大枣桃仁粥
96 三七　　*散瘀止血，消肿定痛*
97　　　　三七丹参茶 / 三七炖鸡
98 白及　　*补肺止血，消肿生肌*
99　　　　白及粥 / 白及蒸蛋
100 地榆　　*凉血止血，解毒敛疮*
101　　　　地榆槐花蜜饮 / 地榆散
102 艾叶　　*散寒止痛，温经止血*

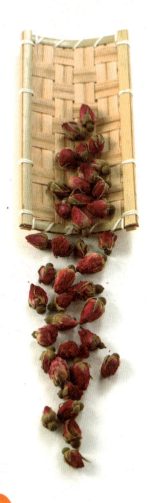

## 补益类养生中药

104 人参　　*大补元气，复脉固脱*
105　　　　糯米人参鸡汤 / 枣仁人参茶
106 黄芪　　*补气固表，敛疮生肌*
107　　　　黄芪牛肉粥 / 大枣黄芪茶
108 白术　　*健脾益气，燥湿利水*
109　　　　山楂白术茶 / 白术茯苓炖羊肚
110 甘草　　*补脾益气，清热解毒*
111　　　　甘草苹果茶 / 清爽解腻茶
112 大枣　　*补脾和胃，益气生津*
113　　　　大枣全虾粥 / 益肝解毒茶
114 当归　　*补血活血，润肠通便*
115　　　　当归党参鸡汤 / 当归黄芪补血茶

116 熟地黄 *滋阴补血，益精填髓*
117 熟地黄当归羊肉汤 / 熟地黄茶
118 白芍 *养血调经，平肝止痛，敛阴止汗*
119 白芍当归滋肝茶 / 麦芍牛膝茶
120 何首乌 *补精养血，润肠通便*
121 乌龙何首乌茶 / 何首乌粥
122 阿胶 *补血止血，滋阴润燥*
123 阿胶红茶 / 阿胶蒸鸡
124 龙眼肉 *开胃益脾，补虚长智*
125 龙眼枸杞茶 / 龙眼大枣养血茶
126 桑葚 *滋阴养血，生津润燥*
127 桑葚茶
128 枸杞子 *滋补肝肾，益精明目*
129 枸杞子茶 / 枸杞大枣茶
130 百合 *养阴润肺，清心安神*
131 百合二冬茶 / 百合麦味茶
132 玉竹 *养阴润燥，生津止渴*
133 玉竹煲鹅肉 / 玉竹兔肉煲
134 杜仲 *补肝益肾，强筋壮骨*
135 杜仲鸡蛋 / 仲杞寄生茶
136 淫羊藿 *补肾壮阳，祛风除湿*

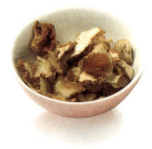

## 安神类养生中药

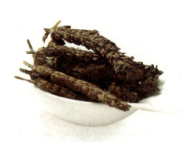

138 酸枣仁 *补肝宁心，敛汗生津*
139 酸枣仁茶 / 酸枣仁排骨
140 远志 *安神益智，祛痰解郁*
141 远志蜜膏 / 远志汤 / 鱼腥远志汁
142 柏子仁 *安神益智，润肠健脾*
143 柏子仁茶 / 柏子仁黑豆汤
144 柏子仁粥 / 柏子仁猪心汤 / 柏子仁瘦肉汤

## 消导类养生中药

| 146 | 莱菔子 | 消食除胀，降气化痰 |
| --- | --- | --- |
| 147 | | 莱菔子粥 / 山药莱菔子粥 |
| 148 | 神曲 | 健脾和胃，消食调中 |
| 149 | | 神曲粳米粥 / 谷麦神曲粥 |
| 150 | 麦芽 | 健脾开胃，退乳消胀 |
| 151 | | 麦芽党参茯苓牛肚汤 / 麦芽茶 |
| 152 | 鸡内金 | 健脾消积，涩精止遗 |

# 特 别 说 明

◎ 药膳菜谱计量单位换算标准：1小匙约相当于3毫升；1大匙约相当于15毫升；1杯约相当于200毫升；1碗约相当于300毫升；"少许"表示要放，但量要少；"适量"表示要放，但可根据个人口味调整用量。

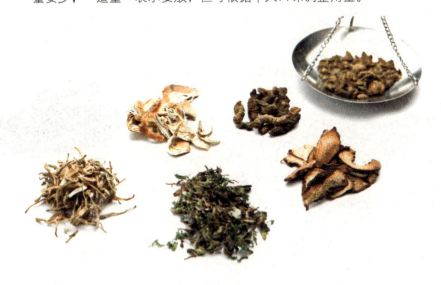

# 解表类

## 养生中药

　　解表药又称发表药。"解"是打开的意思；"表"即肌表，可理解为皮肤。解表药是可发散表邪、解除表证的药物，使用解表药治病的方法又被称为解表法或汗法。中医认为，病邪入侵机体的途径之一就是肌表，如果病在肌表，而未向机体内部纵深发展，就可以用解表法打开肌表，向外发散病邪，从而使机体得以痊愈。例如，服用感冒药后出汗，就是解表法的体现。

　　解表药主入肺经、膀胱经，大多味辛，药性升浮，善于发散透达，使患者通过发汗祛除表邪，即《黄帝内经》所提到的"其在皮者，汗而发之"的意思。

　　解表药适用于恶寒、发热头痛、无汗或有汗、鼻塞、咳嗽、咽痒、舌苔薄白、脉浮等。部分解表药兼有利尿退肿、止咳平喘、透疹、止痛、消疮等作用。

　　根据其温凉属性和主治差异，解表药可分为辛温解表药与辛凉解表药。

　　**辛温解表药** 适用于风寒表证，代表中药有紫苏、荆芥、防风、麻黄、桂枝等。

　　**辛凉解表药** 适用于风热表证，代表中药有葛根、柴胡、菊花、薄荷等。

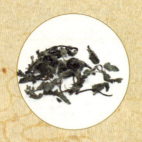 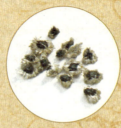 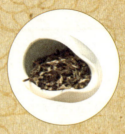

# 紫苏

辛温解表药

**行气宽中，清痰利肺**

| 别 名 | 白苏、苏麻、苏草。 |
|---|---|
| 性 味 | 性温，味辛。 |
| 归 经 | 归肺经、脾经。 |
| 日常用法 | 以食用嫩叶为主，可生食或做汤。内服：煎汤。外用：捣敷或煎水洗。 |
| 用量建议 | 4～9克，不宜久煎。 |

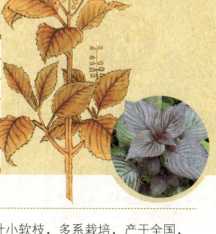

**中药简介**　　紫苏为唇形科植物的叶或带叶小软枝，多系栽培，产于全国，而野紫苏则多产于长江以南各省。

**功效主治**　　用于感冒胸闷、恶寒发热、咳嗽、气喘、胎动不安、胸腹胀满、呕吐，以及鱼、蟹中毒等症。

**常用配伍**

| 紫苏 ＋ 藿香 | 两者配伍，多用于治外感风寒挟湿证、腹痛、吐泻等。 |
|---|---|
| 解表理气　温中化湿 | |
| 紫苏 ＋ 黄连 | 两者配伍，有清热燥湿、安胎的功效，多用于治妊娠呕吐、心烦不安、胃肠湿热等。 |
| 理气安胎　清热止呕 | |

**服用禁忌**　　体虚乏力兼气短者、溃疡病患者、糖尿病患者、婴幼儿、老年人忌用。

## 古今验方

◎**伤风发热**。苏叶、防风、川芎各一钱五分，陈皮一钱，甘草六分，加生姜二片煎服。（《不知医必要》）

◎**咳逆短气**。紫苏茎叶（锉）一两，人参半两。上二味，粗捣筛，每服三钱匕，水一盏，煎至七分，去滓，温服，日再。（《圣济总录》）

# 1 治疗风寒感冒 紫苏葱白方

## 材 料

紫苏3克，葱白、生姜各适量。

## 做法/用法

将紫苏研为细末，与葱白、生姜共捣为泥状，涂敷于脐部，外盖无菌纱布，用胶布固定，热水袋外熨。

每日2次，每次10～20分钟。1～2日后即有明显疗效。

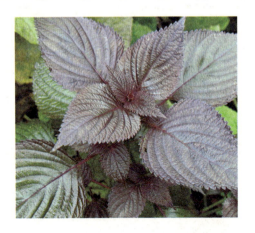

# 2 辛温解表 苏羌茶

## 材 料

紫苏5克，羌活、茶叶各9克。

## 做法/用法

将以上三味材料共研粗末，以沸水冲泡。或将三味材料入锅煎煮，煮沸后续煮10分钟即可取汁饮用。

每日1剂，随时温服。

### 药膳功效

紫苏味辛，性温，《本草纲目》中记载其具有"行气宽中，清痰利肺，和血，温中，止痛，定喘，安胎"的作用，而羌活能散寒祛风、解热、消炎。所以此茶饮适用于风寒感冒所引起的恶寒、发热、无汗、乏力、肢体酸痛等症。

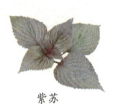
紫苏

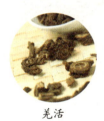
羌活

茶叶

# 荆芥

辛温解表，发汗祛风

| 别　　名 | 假苏、香荆芥、线芥。 |
|---|---|
| 性　　味 | 性温，味辛。 |
| 归　　经 | 归肺经、肝经。 |
| 日常用法 | 内服：煎汤或入丸、散。外用：捣敷、研末调敷或煎水洗。 |
| 用量建议 | 6～9克。 |

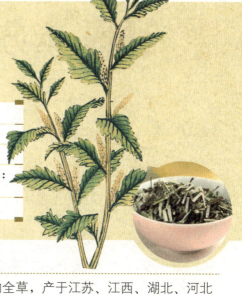

**中药简介**　　荆芥为唇形科植物荆芥的全草，产于江苏、江西、湖北、河北等地。秋季花开穗绿时割取其地上部分并晒干，入药时用其干燥的茎叶和花穗。

**功效主治**　　用于感冒、麻疹透发不畅、便血、崩漏等症。其鲜嫩芽对于小儿镇静效果最佳。

**常用配伍**

| 荆芥 + 防风 | 两者配伍，相须为用，可加强祛风散寒的作用，多用于风寒感冒所致的头痛、身疼、恶寒等。 |
|---|---|
| 发汗解表　祛风解表 | |
| 荆芥 + 薄荷 | 两者配伍，可谓珠联璧合，既能发散头面风邪，又能透疹、止痒、止血，多用来治伤风感冒、发热恶寒、头昏头痛、咽痒咽痛等。 |
| 解表祛风　发散风热 | |

**服用禁忌**　　风热感冒、表虚自汗兼阴虚头痛者忌用。

## 古今验方

◎**风热头痛。**荆芥穗、石膏等分，为末。每服二钱。茶调下。（《永类钤方》）

◎**尿血。**荆芥、缩砂等分，为末。糯米饮下三钱，日三服。（《濒湖集简方》）

◎**小儿惊痫。**荆芥穗二两，白矾半生半枯一两，为末，糊丸黍米大，朱砂为衣。每生姜汤下二十丸，日二服。（《医学集成》）

# 药膳养生 1 清凉解暑 荆芥拌黄瓜

## 材 料

荆芥嫩叶100克，黄瓜2根。

## 调 料

盐、味精、鸡精、醋、生抽、芝麻酱、香油各适量。

## 做法/用法

❶将荆芥嫩叶洗净、黄瓜切丝。

❷将两者一同放入盆中，加入少许盐、味精、鸡精、醋、生抽，拌匀。

❸装盘，再淋上芝麻酱和香油即可。

也可不加黄瓜，直接凉拌荆芥叶——这也是一道清凉解暑的佳肴！

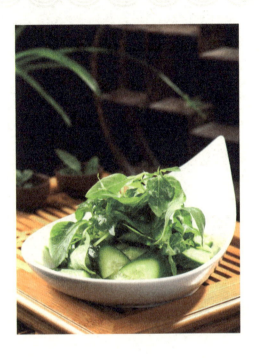

# 2 清毒止痛 散风祛湿 荆防败毒散

## 材 料

薄荷（后下）1.5克，防风、独活、羌活、前胡、荆芥、川芎、桔梗、茯苓、枳壳各9克，柴胡、甘草各5克。

## 做法/用法

将上述药材一起加水煎煮，早晚饭后30分钟各服用1次。

### 药膳功效

此药膳适用于风湿性关节炎、流行性感冒、支气管炎、荨麻疹、疮疡肿毒等症。

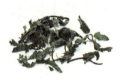

薄荷

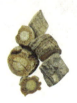

防风

5

# 防风

辛温解表药

**祛风解表，除湿止痛**

| 别 名 | 关防风、东防风。 |
|---|---|
| 性 味 | 性微温，味辛、甘。 |
| 归 经 | 归膀胱经、肝经、脾经。 |
| 日常用法 | 内服：煎汤或入丸、散。外用：煎水熏洗。一般生用，止泻炒用，止血炒炭用。 |
| 用量建议 | 4.5～9克。 |

**中药简介** 　　防风为伞形科植物防风的根，产于黑龙江、吉林、内蒙古、河北等地。春秋两季采挖，将根挖出后，除去茎叶及泥土，晒干。

**功效主治** 　　用于风寒感冒、头痛、风湿痹痛、风疹瘙痒、破伤风、骨节酸痛等症。

**常用配伍**

| 防 风 + 天南星 | 　　两者配伍，可加强祛除风湿、通络除痰的作用，多用于治外邪引起的风痰壅滞头痛、身痛及身体麻木等。 |
|---|---|
| 祛风除湿　通络除痰 | |
| 防 风 + 苍 术 | 　　两者配伍，有祛风除湿、活络止痛的作用，多用于治风湿痹痛及脾湿感染受风引起的水泻等。 |
| 散风解表　祛风除湿 | |

**服用禁忌** 1. 阴血亏虚、病不因风湿者忌用。2. 血虚痉急或头痛不因风寒者忌用。

## ＜ 古今验方 ＞

◎**偏正头风，痛不可忍。**防风、白芷各四两。上为细末，炼蜜和丸，如弹子大。如牙风毒，只用茶清为丸，每服一丸，茶汤下。如偏正头风，空心服。如身上麻风，食后服。未愈连进三服。（《普济方》）

◎**消风顺气，治老年人大肠秘涩。**防风、枳壳（麸炒）各一两，甘草半两。为末，每食前白汤服二钱。（《简便单方》）

# 1 疏风解毒 祛湿止痛 防风茶

## 材 料

防风6克,甘草3克。

## 做法/用法

用开水冲泡材料。代茶饮。

# 2 解表散寒 温通宣窍 防风葱白粥

## 材 料

葱白1根,粳米20克,香菜、防风各适量。

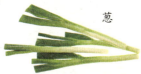

葱

## 做法/用法

❶将粳米洗净,浸泡至软,煮粥;将葱白和香菜洗净,切碎。

❷待粥煮熟时,放入葱白、防风和香菜,再加少许盐调味即可。

### 药膳功效

此粥适合感冒发热,有鼻塞、流清鼻涕、怕冷头痛症状的1岁宝宝食用。

## 调 料

盐少许。

# 3 祛风 胜湿 防风二仁饮

## 材 料

防风9克,桃仁6克,薏苡仁20克。

## 调 料

白糖适量。

## 做法/用法

❶将桃仁去皮、心、尖,洗净;将防风润透切片;将薏苡仁去杂质,洗净浸泡。

❷将材料同放入炖锅,加水250毫升,大火烧沸后用小火煎煮50分钟,可加入白糖调味。代茶饮用。

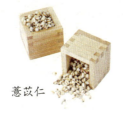

薏苡仁

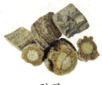

防风

# 葛根

解肌透疹，生津止渴

| 别　　名 | 粉葛、甘葛、葛藤。 |
|---|---|
| 性　　味 | 性凉，味甘、辛。 |
| 归　　经 | 归脾经、胃经。 |
| 日常用法 | 内服：煎汤或捣汁。外用：捣敷。 |
| 用量建议 | 9～30克。 |

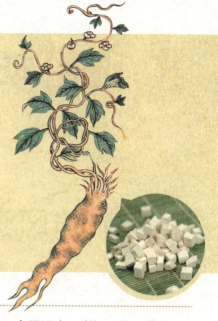

**中药简介**　　葛根为豆科植物葛或野葛的根，产于河南、浙江、四川等地。春秋两季采挖，洗净后除去外皮，切片，烘干入药。

**功效主治**　　用于外感发热性头痛、口渴、麻疹不透、热疹、颈项强痛、泄泻等症。

**常用配伍**

| 葛　根 ＋ 薄　荷 | 两者配伍，相须为用，可加强散风热、透疹的作用，多用于治风热头痛、咽喉肿痛及麻疹不透等症。 |
|---|---|
| 散风热、透疹　清目利咽 | |
| 葛　根 ＋ 山　药 | 两者配伍，有健脾胃、生津液的作用，多用于治热病伤津腹泻和脾胃虚弱导致的泄泻。若与白扁豆同用，则健脾化湿效果更好。 |
| 健胃生津　健脾止泻 | |

**服用禁忌**　脾胃虚寒、食少、消化不良者慎用。

## 古今验方

◎**数种伤寒。**庸人不能分别，今取一药兼治。天行时节，初觉头痛，内热脉洪者。葛根四两，水二升，入豉一升，煮取半升服。捣生根汁尤佳。（《伤寒类要》）

◎**小儿热渴，久不止。**葛根半两，水煎服。（《圣惠方》）

◎**酒醉不醒。**葛根汁一斗二升，饮之，取醒，止。（《千金方》）

◎**鼻衄，终日不止，心神烦闷。**生葛根，捣取汁，每服一小盏。（《圣惠方》）

# 1 解肌生津 发汗解表 葛根汤

## 材料

葛根6克，麻黄、生姜各4.5克，炙甘草、芍药、桂枝各3克，大枣6颗。

## 做法/用法

将材料一同加水煎煮。温服。

# 2 清热除烦 生津止渴 葛根绿豆菊花粥

## 材料

绿豆60克，粳米100克，菊花10克，葛根粉30克。

## 做法/用法

❶将菊花装入纱布袋，扎口，放入锅内，加水煮汁，留汁去纱布袋。

❷将绿豆洗净，浸泡至胀；将粳米淘洗净，浸泡至软。

❸将绿豆放入锅内，加入适量清水，煮沸后用小火熬煮至绿豆开花；加入粳米煮沸，调入菊花汁，煮至米熟烂。

❹将葛根粉调成糊状，倒入锅内，稍煮即可食用。

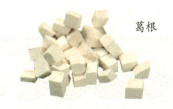

葛根

# 3 清胃养阴 生津止渴 葛根粥

## 材料

鲜葛根40克，粳米100克。

## 做法/用法

❶将鲜葛根洗净，切片，加水磨成水粉，待沉淀后，去水取粉；将粳米洗净，浸泡至软，加适量清水煮粥。

❷待粥半熟时，加入葛根粉，同煮成稀粥即成。

## 药膳功效

葛根含有葛根素、木糖苷、大豆黄酮等成分，有解暑、清热解毒、生津止渴的作用。夏季幼儿容易胃热多渴，可多食此粥，食后大便也会通畅些。

注意：将葛根磨成的水粉要细腻，否则会影响粥的质量。

# 柴 胡

辛凉解表药

**疏肝解郁，散表泻热**

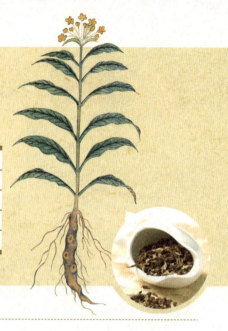

| 别　　名 | 柴草、茹草、香柴胡、芘胡。 |
|---|---|
| 性　　味 | 性微寒，味苦、辛。 |
| 归　　经 | 归肝经、胆经、心包经。 |
| 日常用法 | 煎汤或入丸、散。 |
| 用量建议 | 3～9克。 |

**中药简介**　　柴胡为伞形科植物，以根入药，分为南柴胡和北柴胡，两者药性相似，但北柴胡的药效更好。

**功效主治**　　用于感冒发热、胸胁胀痛、月经不调、子宫脱垂、脱肛等症。

**常用配伍**

| 柴　胡 ＋ 薄　荷 | 两者配伍，可加强益气养血、解郁的作用，多用于治情志不畅、胸胁满闷、月经不调等。 |
|---|---|
| 疏肝解郁　　凉散疏肝 | |
| 柴　胡 ＋ 白　芍 | 两者配伍，可疏肝解郁、和血止痛，多用于治目眩头晕、胸胁胀痛及月经不调等。 |
| 疏肝解郁　　养肝敛阴 | |

**服用禁忌**
1. 肝阳上亢、肝风内动、阴虚火旺及气机上逆者忌用或慎用。
2. 忌水浸。

## 古今验方

◎**伤寒余热。**柴胡四两，甘草一两，每用三钱，水一盏煎服。（《本事方》）

◎**虚劳发热。**柴胡、人参等分，每服三钱，生姜、枣同水煎服。（《澹寮方》）

◎**湿热黄疸。**柴胡一两，甘草二钱半，作一剂，以水一碗，白茅根一握，煎至七分，任意时服，一日尽。（《传家秘宝》）

◎**眼目昏暗。**柴胡六铢，决明子十八铢，治筛，人乳汁和，敷目上，久久夜见五

色。（《千金方》）

◎ **积热下痢**。柴胡、黄芩等分，半酒半水煎至七分，浸冷，空心服之。（《济急方》）

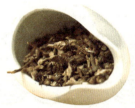

柴胡

## 药膳养生 1 退热止汗 止盗汗茶

### 材料

柴胡9克，胡黄连10克，糯稻根20克。

### 做法/用法

❶ 将上述材料用水过滤。

❷ 将过滤后的材料放入锅中，加3碗水煎煮，前二煎分2次服，可煎4次。每日服用1剂。

**药膳功效**

柴胡疏肝解郁、散风退热，可用来治阳气下陷；胡黄连能退虚热，去燥湿；糯稻根是常用的除热止汗药。故此茶饮具有退热、滋阴凉血、疏泻肝气的功效，可辅助治烘热盗汗。

## 2 疏肝解郁 理气宽中 柴胡疏肝粥

### 材料

柴胡、白芍、香附、枳壳、川芎、甘草、麦芽各10克，粳米100克。

### 调料

白糖适量。

### 做法/用法

❶ 将上述七味药煎取浓汁，去渣。

❷ 将粳米淘净，浸泡至软，与药汁同煮

成粥。待粥熟时，加入适量白糖稍煮即可。每日2次，温热服用。

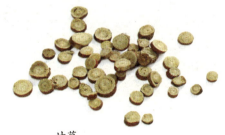

甘草

# 菊花

养肝明目，解毒消肿

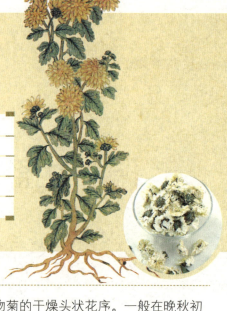

| 别　名 | 秋菊、寿客、金英、陶菊等。 |
|---|---|
| 性　味 | 性微寒，味甘、辛、苦。 |
| 归　经 | 归肺经、肝经。 |
| 日常用法 | 煎汤，泡茶，浸酒或入丸、散。 |
| 用量建议 | 10～15克。 |

**中药简介**　菊花为菊科多年生草本植物菊的干燥头状花序。一般在晚秋初冬，花初开时采收，经晒干或烘干后入药。

**功效主治**　用于风热感冒、咽喉肿痛、目赤肿痛、风热头痛、鼻炎、支气管炎、痛疖疔毒、丹毒、湿疹、皮肤瘙痒、口疮等症。

**常用配伍**

| 菊　花 + 金银花 | 两者配伍，可加强清热解毒的作用，多 |
|---|---|
| 清热解毒　清心胃热毒 | 用于治各种疔疮中毒和热毒血痢等。 |

| 菊　花 + 天　麻 | 两者配伍，有平肝息风的作用，多用于 |
|---|---|
| 清热息风　平肝定惊 | 治肝阳亢旺引起的头痛、眩晕。 |

**服用禁忌**　1.脾胃虚寒、食少泄泻者慎用。2.过敏体质者慎用。

## 古今验方

◎**风热头痛**。菊花、石膏、川芎各三钱，为末。每服一钱半，茶调下。（《简便方》）

◎**膝风疼痛**。菊花、陈艾叶作护膝，久则自除也。（《扶寿方》）

◎**女人阴肿**。甘菊苗捣烂煎汤，先熏后洗。（《世医得效方》）

◎**眼目昏花**。双美丸：用甘菊花一斤，红椒去目六两，为末，用新地黄汁和，丸梧子大。每服五十丸，临卧茶清下。（《瑞竹堂经验方》）

# 1 清热明目 桑菊竹叶茶

## 材料

桑叶、菊花各5克，苦竹叶、白茅根各30克，薄荷3克。

## 调料

白糖适量。

## 做法/用法

将以上材料和调料放入杯内，用开水冲泡10分钟即可饮用。或把所有材料放入锅内，加3碗水煎煮5分钟，之后调入适量白糖即可。
代茶频饮。

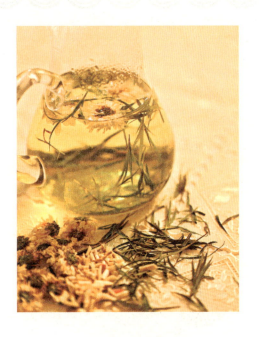

# 2 清热润肺 菊花苹果茶

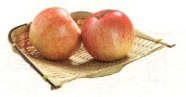

苹果

## 材料

苹果1个，白菊花4朵，大枣5颗。

## 做法/用法

❶ 将苹果洗净，去皮、核，切成小块；将白菊花、大枣分别洗净备用。
❷ 往锅中加入适量水，将苹果块、大枣放入锅中，用大火煮沸，之后转小火继续煮30分钟。
❸ 往锅中加入白菊花继续煮10分钟即可。代茶频饮，每日2剂。

### 药膳功效

此茶饮具有清热润肺的功效，适用于咽喉干燥、干咳无痰等症。菊花散风清热、祛毒降火的功效人尽皆知，再加入温润的苹果，喝起来别有一番风味。此茶饮带给人的是悠闲、自在——工作之余泡一杯，闭上眼睛，闻一闻果香，品一品那微甜的味道，让人不由得放松下来，满足感十足。

# 薄荷

发散风热，利咽止痒

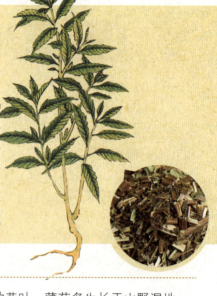

| 别　　名 | 夜息香、鱼香菜、狗肉香。 |
| --- | --- |
| 性　　味 | 性凉，味辛。 |
| 归　　经 | 归肺经、肝经。 |
| 日常用法 | 煎服，泡茶，研末，入糖果，捣汁或煎汁涂抹等。 |
| 用量建议 | 3～6克。 |

**中药简介**　　薄荷为唇形科草本植物薄荷的茎叶。薄荷多生长于山野湿地，根茎横生地下，全国各地均有分布。

**功效主治**　　用于外感风热、头痛目赤、咽喉肿痛、食滞气胀、口疮牙痛、风疹瘰疬、疝痛下痢等症。

**常用配伍**

| 薄　荷 ＋ 夏枯草 | 两者配伍，可加强疏肝泻热的作用，多用于肝火过盛引起的目赤肿痛等。 |
| --- | --- |
| 疏肝解郁　　疏肝泻火 | |
| 薄　荷 ＋ 桔　梗 | 两者配伍，有清热利咽的作用，多用于治咽喉肿痛。 |
| 疏风散热　　宣肺利咽 | |

**服用禁忌**　体虚多汗、阴虚血燥者忌用。

## 古今验方

◎**清上化痰**。利咽膈，治风热。以薄荷末，炼蜜丸芡子大，每噙一丸。白沙糖和之亦可。（《简便单方》）

◎**耳痛**。将鲜薄荷绞汁滴入。（《闽东本草》）

◎**眼弦赤烂**。薄荷，以生姜汁浸一宿，晒干为末。每用一钱，沸汤泡洗。（《明目经验方》）

◎**衄血不止**。以薄荷汁滴之，或以干者水煮，绵裹塞鼻。（《本事方》）

◎**瘰疬结核，破或未破**。以新薄荷二斤，取汁，皂荚一挺，水浸去皮，捣取汁，同于银石器内熬膏。入连翘末半两，连白青皮、陈皮，黑牵牛半生半炒，各一两，皂荚仁一两半，同捣和，丸梧子大。每服三十丸，煎连翘汤下。（《济生方》）

◎**风气瘙痒**。大薄荷、蝉蜕等分，为末。每温酒调服一钱。（《永类钤方》）

◎**血痢不止**。以薄荷叶煎汤，常服。（《普济方》）

◎**水入耳中**。取薄荷汁滴入立效。（《经验方》）

◎**蜂虿螫伤**。以薄荷叶贴之。（《外台秘要》）

◎**火毒生疮**。冬间向火，火气入内，两股生疮，汁水淋漓者，用薄荷煎汁频涂，立愈。（《医说》）

## 药膳养生 1 缓解疲劳 解渴消热 薄荷绿茶

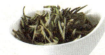

绿茶

### 材料

鲜薄荷叶5～6片，绿茶、冰块各适量。

### 调料

蜂蜜适量。

### 做法/用法

❶将绿茶用沸水冲泡好，滤取茶汁备用。

❷将冰块加入带盖的杯中，依次加入蜂蜜、鲜薄荷叶，将绿茶汁倒入杯内并盖上盖子，来回摇动8～10次后即可饮用。频饮。

**药膳功效**

　　薄荷具有清热解乏、清利头目、缓解压力等功效；绿茶性凉，富含咖啡因和儿茶素等成分，具有提神醒脑、利尿解渴的功效。两者搭配饮用，可以消除烦热，振奋精神，缓解暑热、口干。此茶冰饮非常适合夏季饮用。

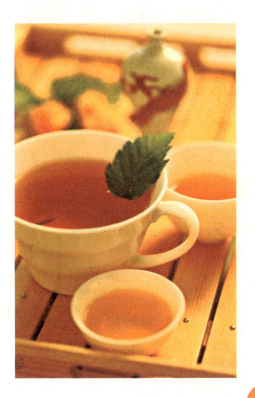

## 2 疏风散热 帮助发汗 薄荷甘草茶

### 材料

薄荷叶5克，甘草6克。

### 调料

白糖适量。

### 做法/用法

❶将薄荷叶和甘草用水过滤，沥干备用。

❷将薄荷叶、甘草放入杯中，用沸水冲泡，加盖闷泡5分钟左右。

❸饮用时依个人口味调入适量白糖即可。每日2剂，频饮。

**药膳功效**

　　此茶饮具有发汗解表、疏风散热的功效，适宜风热感冒、头痛咽痛、发热无汗、目赤肿痛、神经性头痛者饮用。

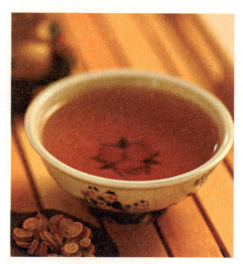

## 3 提神 解闷 柠檬薄荷香

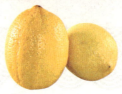

柠檬

### 材料

柠檬3～5个，鲜薄荷叶8片。

### 调料

蜂蜜适量。

### 做法/用法

❶将鲜薄荷叶放入制冰盒，加入适量清水，放入冷冻室制成薄荷冰块。

❷将柠檬洗净去皮，榨成汁，加入薄荷冰块、适量白开水与蜂蜜调拌均匀即可。代茶频饮。

**药膳功效**

　　薄荷能散风祛热、解郁行气、清利头目。搭配柠檬一起入茶有助于消除胀气、清热消暑、提神解闷，给饮用者清新好心情。

# 祛风湿类

## 养生中药

　　风寒湿邪入侵人体，会停留于经络、筋骨之间，使气血运行不畅。轻者会出现筋骨酸楚疼痛、关节伸展不利，重者会损及肝肾，出现腰膝酸痛、下肢痿弱等。祛风湿药能祛除关节、经络等处的风寒湿邪，达到舒筋、通络、通痹止痛的目的。所以，凡是以祛除风寒湿邪、治风湿痹痛症为主的药物，都被称为祛风湿药。有的祛风湿药还兼有补肝肾、强筋骨、发汗解表、利水消肿、和中化浊、活血解毒、息风定搐的作用。

　　根据其药性或兼有作用，祛风湿药可分为祛风湿散寒药、祛风湿清热药和祛风湿强筋骨药。

　　**祛风湿散寒药** 味多辛、苦，性温，多入肝经、脾经、肾经。辛以祛风，苦以燥湿，温以胜寒，故具有祛风湿、散寒止痛、舒筋通络等功效，主要适用于风湿痹痛属寒者。此类药与清热药配伍，也可用于风湿热痹等症。代表中药有独活、威灵仙、路路通等。

　　**祛风湿清热药** 味多辛、苦，性寒，归肝经、脾经、肾经。辛散苦泻、寒清滑利，故具有祛风胜湿、通络止痛、清热消肿等功效，主要适用于风湿热痹、关节红肿热痛诸症。此类药与温经散寒药配伍，也可用于风寒湿痹等症。代表中药有丝瓜络、雷公藤、络石藤等。

　　**祛风湿强筋骨药** 味多苦、甘，性温，归肝经、肾经。苦燥、甘补、温通，故具有祛风湿、补肝肾、强筋骨等功效，主要适用于风湿日久累及肝肾所致的腰膝酸软无力、疼痛等风湿痹症，也可用于肾虚腰痛、骨痿及中风后半身不遂等症。代表中药有桑寄生、五加皮等。

　　本类药物药性多燥，易耗伤阴血，故阴虚血亏者慎用。

# 独 活

祛风除湿，通痹止痛

| 别　　名 | 羌青、独摇草。 |
|---|---|
| 性　　味 | 性微温，味辛、苦。 |
| 归　　经 | 归肝经、肾经、膀胱经。 |
| 日常用法 | 内服：煎汤，浸酒或入丸、散。外用：煎汤洗。 |
| 用量建议 | 每日3～9克。 |

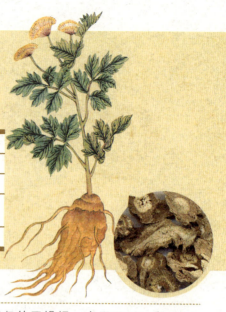

**中药简介**　独活为伞形科植物重齿毛当归的干燥根，产于四川、湖北、安徽等地。春初或秋末采挖，除去须根及泥沙，摊晾后，用柴火熏烘，烘至全干即成。

**功效主治**　用于风寒湿痹、下肢疼痛、少阴伏风头痛等症。

**常用配伍**

| 独 活 ＋ 细 辛<br>祛风除湿　　祛风散寒 | 两者配伍，可加强散寒、祛湿、通痹止痛的作用，多用于治下肢痹痛。 |
|---|---|
| 独 活 ＋ 桑寄生<br>通痹止痛　　养肝益肾 | 两者配伍，可治风湿痹症、肝肾不足、腰膝酸痛、关节筋脉失养等。 |

**服用禁忌**　阴虚血燥者慎用。

## 〔 古今验方 〕

◎**中风口噤**。通身冷，不知人。独活四两，好酒一升，煎半升服。（《千金方》）

◎**少阴寒湿腰痛**。取独活、苍术、防风、细辛、川芎、甘草，以水煎服。（《症因脉治》）

◎**头痛属少阴者**。取独活、细辛、川芎、秦艽、生地、羌活、防风、甘草，以水煎服。（《症因脉治》）

◎**风牙肿痛**。用独活煮酒，热漱之。（《肘后方》）

**药膳养生** **1** 祛风止痛 通经活血 # 独活乌豆汤

## 材 料

独活15克，乌豆100克，大蒜1头。

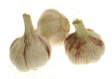

大蒜

## 做法/用法

❶将乌豆洗净，大蒜去皮。
❷将所有材料放入砂锅内，加入5碗清水，煎至1碗。饮汤食豆。

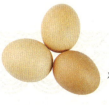

鸡蛋

**2** 治疗 头晕 # 独活煮鸡蛋

## 材 料

独活50克，鸡蛋20个。

## 做法/用法

❶将独活和砂锅洗净（不留残油）。
❷将独活放入锅中，加水浸泡30分钟。

❸将鸡蛋放入锅中同煮，待鸡蛋煮熟后捞出，剥壳。
❹将剥好的鸡蛋放到锅中继续煮15分钟，使药汁充分浸入鸡蛋。
❺鸡蛋煮好后，将药汤、药渣倒掉。
每天早晚各吃1个鸡蛋，3日为1个疗程，连吃2～3个疗程可见效。

**3** 活血 通络 # 独活桑寄生鲫鱼汤

## 材 料

桑寄生、熟地黄、黄芪各12克，独活、牛膝、当归、赤芍、党参各10克，细辛3克，肉桂少许，活鲫鱼1条，生姜适量。

## 调 料

料酒、盐各适量。

## 做法/用法

❶鲫鱼活杀，清洗干净。
❷将油锅烧热，放入鲫鱼，略煎，之后加入适量清水，以没过鱼身为宜。
❸将其余材料和调料放入砂锅中，用小火煮至熟烂，去除药渣及鱼骨即可。食肉喝汤。

# 威灵仙

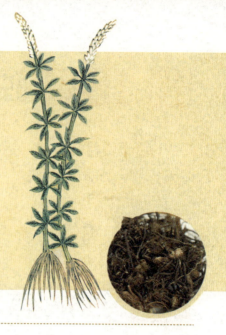

祛风湿散寒药

**祛风除湿，通络止痛**

| 别　　名 | 百条根、老虎须等。 |
|---|---|
| 性　　味 | 性温，味辛、咸。 |
| 归　　经 | 归膀胱经。 |
| 日常用法 | 内服：煎汤，浸酒或入丸、散。外用：捣敷。 |
| 用量建议 | 3～9克。 |

**中药简介**　　威灵仙为毛茛科植物威灵仙、棉团铁线莲（山蓼）或东北铁线莲（黑薇）的干燥根及根茎。秋季采挖，除去泥沙，晒干即可。

**功效主治**　　用于风湿痹痛、肢体麻木、筋脉拘挛、屈伸不利、鱼骨鲠喉等症。

**常用配伍**

| 威灵仙 + 五灵脂<br>通经畅络　散瘀利脉 | 两者配伍，可加强祛风除湿、通经畅络的作用，多用于治风湿所致的手足麻木疼痛。 |
|---|---|
| 威灵仙 + 川牛膝<br>祛风除湿　活血通经 | 两者配伍，可治风湿阻滞经络、关节疼痛，多用于治下半身痹痛。 |

**服用禁忌**　气虚血弱、无风寒湿邪者忌用。

## ﹝古今验方﹞

◎**脚气入腹，胀闷喘急**。用威灵仙末，每服二钱，酒下。痛减一分，则药亦减一分。（《简便方》）

◎**腰脚诸痛**。用威灵仙末，空心温酒服一钱。逐日以微利为度。（《千金方》）

◎**鸡鹅骨鲠**。赤茎威灵仙五钱，井华水煎服。（《圣济总录》）

◎**诸骨鲠咽**。威灵仙一两二钱，砂仁一两，沙糖一盏。水二钟，煎一钟，温服。（《本草纲目》）

# 1 威灵仙炖猪瘦肉

药膳养生

**祛除风湿 通络止痛**

## 材 料

猪瘦肉250克，威灵仙20克，葱、生姜各适量。

## 调 料

料酒、盐、鸡精、胡椒粉各适量，鸡油30克。

## 做法/用法

❶将威灵仙洗净后切碎，置于砂锅内，加入100毫升清水，先用大火烧沸，再用小火煎煮25分钟，滤渣取汁。

❷将生姜切片，葱切段，猪瘦肉切3厘米见方的块。

❸将威灵仙汁、猪瘦肉块、生姜片、葱段及料酒一同置于砂锅内，加入1500毫升清水，先用大火烧沸，再用小火炖煮35分钟，加入盐、鸡精、鸡油、胡椒粉略煮即可。

### 药膳功效

此药膳适合风湿疼痛、肢体麻木、关节屈伸不利、腰膝关节酸痛等症患者食用。

# 2 威灵仙炒芹菜

**祛风湿 平肝热**

## 材 料

芹菜500克，威灵仙20克，生姜、葱各适量。

## 调 料

盐、鸡精各适量。

## 做法/用法

❶将威灵仙洗净后切碎，置于砂锅内，加入3碗清水。

❷先用大火烧沸，再用小火煎煮25分钟，滤渣取汁1碗。

❸将芹菜去叶、洗净、切段，生姜切片，葱切段。

❹将油锅烧热，加入生姜片、葱段爆香，放入芹菜段、威灵仙汁。

❺加入适量盐、鸡精，略炒片刻即成。每日1剂，宜常食。

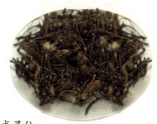

威灵仙

# 桑寄生

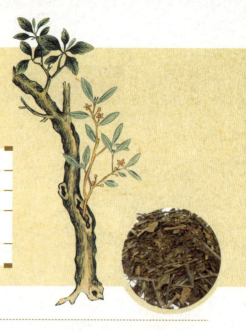

祛风湿强筋骨药

**补益肝肾，祛风通络**

| 别　　名 | 桑上寄生、寓木、宛童。 |
|---|---|
| 性　　味 | 性平，味苦、甘。 |
| 归　　经 | 归肝经、肾经。 |
| 日常用法 | 内服：煎汤，浸酒，捣汁饮，或入丸、散。外用：捣敷。 |
| 用量建议 | 9～15克。 |

**中药简介**　　桑寄生为桑寄生科植物桑寄生、四川寄生、红花寄生等的干燥带叶茎枝。冬季至次春采割，除去粗茎，切段，晒干或蒸后晾干。

**功效主治**　　用于肝肾不足、血虚失养引起的关节不利、筋骨痿软、腰膝酸痛、血虚胎动不安等症。

**常用配伍**

| **桑寄生** ＋ **续　断** <br> 养血润筋　　通利关节 | 两者配伍，可加强祛除风湿、通利关节的作用，多用于治肝肾亏损所致的腰膝疼痛、胎动不安、妊娠腰痛等。 |
|---|---|
| **桑寄生** ＋ **阿　胶** <br> 养血安胎　　滋阴止血 | 两者配伍，有养血安胎的作用，多用于治血虚胎动不安、漏血等。 |

**服用禁忌**　　无。

## 〈 古今验方 〉

◎**卧冷湿地当风所得的腰背痛，肾气虚弱。** 独活三两，寄生、杜仲、牛膝、细辛、秦艽、茯苓、桂心、防风、芎穷、人参、甘草、当归、芍药、干地黄各二两。上十五味细锉，以水一斗，煮取三升。分三服。温身勿冷也。（《千金方》）

◎**胎动不安。** 桑寄生一两半，艾叶半两（微炒），阿胶一两（捣碎，炒令黄燥）。上药，锉，以水一大盏半，煎至一盏，去滓。食前分温三服。（《圣惠方》）

◎**下血止后，但觉丹田元气虚乏，腰膝沉重少力。** 桑寄生，为末。每服一钱，非时白汤点服。（《护命方》）

◎**毒痢脓血，六脉微小，并无寒热。** 桑寄生二两，防风、大丁草二钱半，炙甘草三钱。为末。水一盏，煎八分，和滓服，每服二钱。（《护命方》）

◎**漏气。** 生桑寄生捣汁一盏，服之。（《濒湖集简方》）

## 药膳养生 1 适合备孕 男女服用 桑寄生老母鸡汤

### 材料

老母鸡1只，桑寄生、玉竹各30克，生姜末、大枣各适量。

### 调料

盐、味精各适量。

大枣

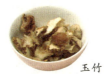
玉竹

### 做法/用法

❶将老母鸡活宰，清洗干净，取半只斩成块，并起油锅，用生姜末爆香备用。

❷将桑寄生除去杂质，洗净；将玉竹、大枣洗净。

❸将全部材料一同放入锅内，加入适量清水，先大火煮沸，再小火煮3小时，加适量盐、味精调味即可。

## 2 补肾养生 桑寄生茶

### 材料

桑寄生10克，大枣适量。

### 调料

冰糖适量。

### 做法/用法

将全部材料洗净后放入砂锅中，加入1000毫升清水，煮开，放入适量冰糖。代茶温饮。

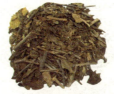
桑寄生

### 药膳功效

　　桑寄生能补肝肾、强筋骨、养血补气，可用于腰膝酸软、肝肾亏虚等；大枣有养血生津、补中益气的作用；冰糖有养阴生津、润燥的作用。此茶饮适用于气血不足、胎动不安等症。

# 五加皮

祛风除湿，强健筋骨

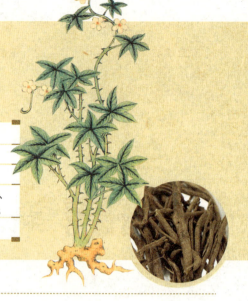

| 别　名 | 五皮风、南五加皮。 |
|---|---|
| 性　味 | 性温，味辛、苦。 |
| 归　经 | 归肝经、肾经。 |
| 日常用法 | 内服：煎汤，浸酒，或入丸、散。外用：捣敷或水煎熏洗。 |
| 用量建议 | 6～12克。 |

**中药简介**　　五加皮为细柱五加的干燥根皮。夏秋两季采挖其根部，洗净，趁新鲜时剥取根皮，晒干。

**功效主治**　　用于风湿痹痛、筋骨痿弱、小儿行迟、体虚乏力、水肿、脚气等症。

**常用配伍**

| 五加皮 + 威灵仙 | 两者配伍，有祛风湿、强筋骨、止疼痛 |
|---|---|
| 强健筋骨　　疏通经络 | 的作用，多用于治风湿痹痛。 |
| 五加皮 + 远　志 | 两者配伍，有祛风除湿、祛湿痰、利窍 |
| 祛风除湿　　祛湿痰、利窍 | 的作用，多用于治皮肤湿肿、骨节疼痛。 |

**服用禁忌**　　阴虚火旺者慎用。

### 古今验方

◎四五岁不能行。真五加皮、川牛膝（酒浸二日）、木瓜（干）等分。上为末，每服二钱，空心米汤调下，一日二服，服后再用好酒半盏与儿饮之，仍量儿大小。（《保婴撮要》）

◎妇人血风劳，形容憔悴，肢节困倦，喘满虚烦，发热汗多，口干舌涩，不思饮食。五加皮、牡丹皮、赤芍药、当归（去芦）各一两。上为末，每服一钱，水一盏，将青铜钱一文，蘸油入药，煎七分，温服，日三服。（《太平惠民和剂局方》）

◎一切风湿痿痹。五加皮，洗刮去骨，煎汁和曲米酿成饮之；或切碎袋盛，浸酒煮饮，或加当归、牛膝、地榆诸药。（《本草纲目》）

## 1 强健筋骨 五加皮牛肉烧

药膳养生

### 材料

五加皮、杜仲各8克，牛肉250克，葱1根（切段），橄榄菜100克，生姜末、胡萝卜片各适量。

牛肉

### 调料

淀粉半小匙，米酒、盐、酱油、香油各少许。

### 做法/用法

❶将五加皮、杜仲放入砂锅中，加1碗水，煮成半碗药汁；将橄榄菜洗净，切段，加水、盐及米酒汆烫，捞起平铺在盘上。

❷将牛肉洗净，切片，放入生姜末、米酒、酱油、香油、淀粉，搅拌均匀，腌20分钟左右。

❸将葱切段爆香，加入腌好的牛肉片快炒，待牛肉片快熟时倒入药汁、胡萝卜片一起炒熟即可。

## 2 补肝益肾 祛风除湿 五加皮乌鸡汤

### 材料

乌鸡块90克，五加皮15克，巴戟天8克，杜仲20克。

### 调料

盐、味精各适量。

### 做法/用法

将所有材料放入砂锅中同煮2小时，熟后加入调料调味即可。

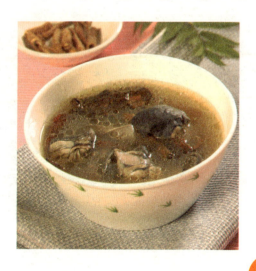

## 3 强身壮体 补肝益肾 强补猪肝

### 材料

猪肝片250克，香菇30克，枸杞子适量，五加皮、北五味子各10克。

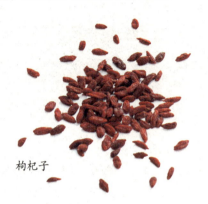

枸杞子

### 调料

盐、味精、酱油各适量。

### 做法/用法

❶ 将五加皮、北五味子装入纱布袋内，扎紧口；将香菇、枸杞子洗净。

❷ 将以上四种材料与猪肝片共同放入砂锅内，加适量清水、盐，置于小火上烧煮，待猪肝片熟后，捞出纱布袋，加入适量味精、酱油调味即可。

## 4 强身壮体 延缓衰老 五彩鸡丁

### 材料

鸡胸肉250克，毛豆适量，黄、红甜椒各1/4个，胡萝卜半根，香菇4朵，五加皮100克，鸡蛋1个（取蛋液）。

### 调料

盐、香油、胡椒粉、水淀粉各适量。

### 做法/用法

❶ 将鸡胸肉切小丁，加少许盐、胡椒粉、水淀粉、鸡蛋液，拌匀；将五加皮加适量水熬煮，取汁备用。

❷ 将香菇洗净切丁；将胡萝卜洗净，切丁，汆烫至熟；将黄、红甜椒切丁；将毛豆汆烫至熟。

❸ 将油锅烧热，放入拌好的鸡丁，待鸡丁快熟时先放入香菇丁炒熟，再放入胡萝卜丁、甜椒丁、毛豆，加盐、五加皮汁快炒，最后加水淀粉勾芡，滴入香油即可食用。

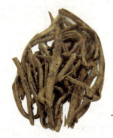

五加皮

# 泻下类

## 养生中药

　　凡能攻积导滞、逐水消肿、引起腹泻或润肠通便的药物，都被称为泻下药。泻下药有泻下通便、消除宿食、清热逐瘀、排除水饮的作用，临床上多用于治疗大便不通、宿食、瘀血、水饮停滞、实热内结等里实证；也可用于某些实热证，如高热不退、胡言乱语或上火引起的头痛、目赤、口疮、牙龈肿痛及各种出血（衄血、吐血、咯血）等症。总之，不论有无便秘，都可用苦寒泻下药来清导实热，引热下行。

　　根据其泻下作用的强度，泻下药可分为攻下药、峻下逐水药和润下药三类。其中，峻下逐水药的作用最强，攻下药次之，润下药较温和。

　　**攻下药** 多味苦，性寒，既能通便，又能泻火，适用于大便燥结、宿食积滞、实热炽盛等症。代表中药有大黄、芦荟等。

　　**峻下逐水药** 药如其名，作用峻猛，能引起强烈腹泻，而使大量水分通过大小便排出，以消除肿胀，故适用于水肿、胸腹积水、痰饮结聚等症。代表中药有芫花、巴豆、牵牛子等。因其药性峻猛，且多具有毒性，故在剂量、炮制、配伍、运用方法及禁忌等方面都必须注意。

　　以上两类药物易伤正气，多用于邪实正气不虚之症。久病正虚、年老体弱者，以及胎前产后、月经期女性等均应慎用或禁用。

　　**润下药** 多为植物的种仁或果仁，富含具有润滑作用的油脂，能滑润大肠，从而使大便易于排出，且不致引起大泻，故对老年虚弱患者，以及胎前产后女性等由于血虚或津液不足所致的肠燥便秘和一切血虚津枯所致的便秘均适用。代表中药有火麻仁等。

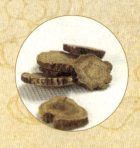
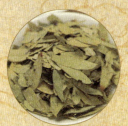
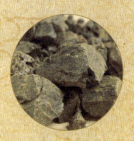

# 大黄

攻下药

泻热通肠，凉血解毒，逐瘀通经

| 别　名 | 黄良、火参。 |
|---|---|
| 性　味 | 性寒，味苦。 |
| 归　经 | 归脾经、胃经、肝经、心经、大肠经。 |
| 日常用法 | 内服：煎汤（用于后下，不宜久煎）或入丸、散。外用：研末，以水或醋调敷。 |
| 用量建议 | 3～12克。 |

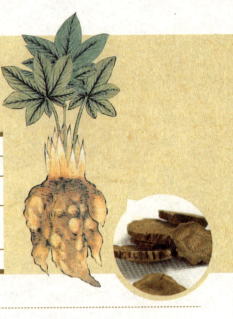

**中药简介**　　大黄为蓼科植物掌叶大黄、唐古特大黄或药用大黄的根茎，一般秋末茎叶枯萎或次春发芽前采挖，风干、烘干或晒干。

**功效主治**　　1. 用于大便燥结、热结便秘等属实证者。2. 用于上火引起的目赤、咽喉肿痛、牙龈肿痛等症。3. 用于血热妄行引起的吐血、咯血等症。4. 用于瘀血凝滞引起的产后腹痛、月经不通、跌打损伤等症。5. 外敷，可用于热毒疮疖及烧烫伤。

**常用配伍**

| 大 黄 + 牡丹皮 | 两者配伍，可加强活血化瘀、止痛的作用，多用于治疗血腹痛、便秘等。 |
|---|---|
| 凉血破瘀　凉血泻热 | |
| 大 黄 + 甘 草 | 两者配伍，有护胃消食的作用，多用于治宿食停滞、食后即吐等。 |
| 清热泻火　保护胃气 | |

**服用禁忌**　　大黄入煎剂应后下，或用沸水泡服，否则会减弱药效。

## 古今验方

◎**大便秘结。**大黄二两，牵牛头末五钱。上为细末，每服三钱。有厥冷，用酒调三钱，无厥冷而手足烦热者，蜜汤调下，食后微利为度。（《素问病机气宜保命集》）

◎**热病狂语及诸黄。**川大黄五两（锉碎，微炒）。捣细罗为散，用腊月雪水五升，煎如膏，每服不计时候，以冷水调半匙服之。（《圣惠方》）

◎**大人小儿脾癖，并有疳者。**锦纹大黄三两，为极细末，陈醋两大碗，砂锅内文武火熬成膏，倾在新砖瓦上，日晒夜露三朝夜，将上药起下，再研为细末；后用硫黄一两，官粉一两，将前项大黄末一两，三味再研为细末。十岁以下小儿，每服可重半钱，食后临卧米饮汤调服。此药忌生硬冷荤鱼鸡鹅一切发物。服药之后，服半月白米软粥。如一服不愈，半月之后再服。（《普济方》）

## 药膳养生 1 缓解胃火及牙痛 大黄止痛茶

### 材料

大黄15克，生石膏30克。

**药膳功效**

　　大黄可清热泻火，生石膏可除三焦之热，解肌发汗，止渴除烦，清热泻火。此茶具有清热泻火的作用，适用于治胃火牙痛、牙床腐烂出血证。

### 做法/用法

❶将大黄用水过滤。
❷将过滤后的大黄和生石膏放入砂锅中，大火浇沸，小火煎煮，20分钟后滤渣取汁即可。
代茶饮，每日1剂。

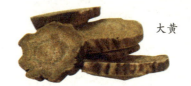

大黄

## 2 清热泻火轻身通便 消脂降火茶

### 材料

绿茶5克，大黄2克。

### 做法/用法

将绿茶、大黄一同放入茶壶中，用沸水冲泡，10分钟后饮用。
每日1剂，可分2次饮用，大黄可连续冲泡。

**药膳功效**

　　大黄是泻下药，可清热祛火、凉血解毒、清涤肠胃，搭配绿茶能起到很好的泻火、通便、祛脂、消积作用，适用于高血脂及肥胖症，还可延缓衰老。但脾胃虚弱者慎用，孕妇或月经期、哺乳期的女性忌用。

# 芦荟

攻下药

**泻热通便，清肝，杀虫**

| 别　　名 | 卢会、劳伟。 |
|---|---|
| 性　　味 | 性寒，味苦。 |
| 归　　经 | 归肝经、胃经、大肠经。 |
| 日常用法 | 内服：入丸、散，或研末入胶囊。外用：研末敷。 |
| 用量建议 | 1.5～4.5克。 |

**中药简介**
　　芦荟为百合科植物库拉索芦荟、好望角芦荟或斑纹芦荟叶中液汁经浓缩的干燥品。全年可采。割取叶片，收集其流出的汁液；将汁液置锅内熬成膏，倾入容器，至其冷却凝固。

**功效主治**
　　1. 用于热结便秘、习惯性便秘等属实证者。2. 用于肝经火盛引起的头晕、头痛、胁痛、目赤、躁狂易怒等症。3. 用于小儿虫积腹痛或疳积等症。4. 外用治癣疮。5. 可防治溃疡，促进伤口愈合。

**常用配伍**

**芦　荟 + 胡黄连**
泻热通便　　清热燥湿

　　两者配伍，可加强清肠泻热的作用，多用于治小儿疳积消瘦、发热潮热、不思饮食。

**芦　荟 + 天竹黄**
导积通便　　清热化痰

　　两者配伍，有凉肝泻热、凉心定惊的作用，多用于治小儿惊风、癫痫、中风痰迷、痰热咳喘等。

**服用禁忌**
　　1. 芦荟有臭气，不入煎剂。2. 脾胃虚寒者、孕妇及下部有出血倾向者忌用。

## 古今验方

◎**小儿脾疳**。卢会、使君子等分，为末。每米饮服一二钱。（《卫生易简方》）

◎**大便不通**。臭芦荟（研细）七钱，朱砂（研如飞面）五钱。滴好酒和丸，每服三钱，酒吞。（《本草经疏》）

◎**小儿急惊风**。芦荟、胆星、天竺黄、雄黄各一钱。共为末，甘草汤和丸，如弹子大。每遇此证，用灯芯汤化服一丸。（《本草切要》）

◎**痔瘘胀痛、血水淋漓。**芦荟数分，白酒磨化，和冰片二三厘，调搽。（《本草切要》）

| 增强皮肤弹性

# 芦荟蜂蜜茶

## 材 料

新鲜芦荟200～250克。

## 调 料

蜂蜜适量。

## 做法/用法

❶将新鲜芦荟洗净，用刀去除绿色的叶皮，留下透明的叶肉，切小丁。

❷将切成小丁的芦荟叶肉放入小锅中，加入200毫升清水，煮沸后放凉。

❸依个人口味调入适量蜂蜜拌匀，即可饮用。每日1剂，代茶温饮。

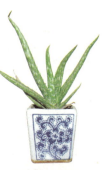

新鲜芦荟

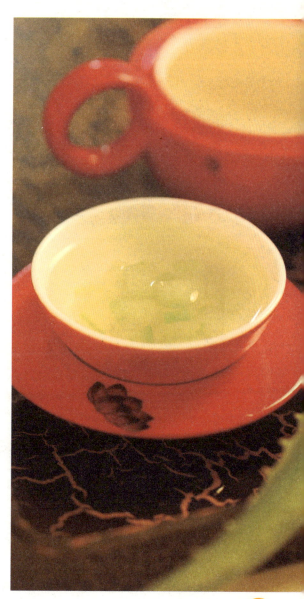

### 药膳功效

芦荟有消炎抗菌的功效，能够保护皮肤黏膜，预防粉刺、雀斑，抵抗皱纹，增强皮肤弹性，滋润皮肤，缓解皮肤老化。搭配蜂蜜长期饮用能给皮肤补充水分，让皮肤水灵灵、白嫩嫩。

# 牵牛子

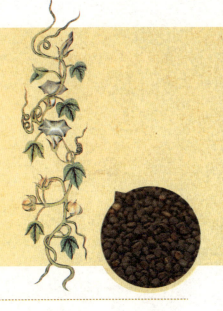

泻下逐水药

**泻水通便，消痰涤饮，杀虫攻积**

| 别 名 | 白丑、黑丑、二丑、喇叭花。 |
|---|---|
| 性 味 | 性寒，味苦、辛，有毒。 |
| 归 经 | 归肺经、肾经、大肠经。 |
| 日常用法 | 内服：煎汤或入丸、散。 |
| 用量建议 | 3～9克。 |

**中药简介**　　牵牛子为旋花科植物牵牛或毛牵牛等的种子。7—10月间果实成熟时将藤割下，打出种子，除去果壳杂质，晒干。

**功效主治**　　1. 用于积滞便秘。2. 用于水肿、腹水、大小便不利等症。3. 用于痰湿壅肺引起的咳嗽喘急等症。4. 用于蛔虫、姜片虫、绦虫等引起的虫积腹痛。

**常用配伍**

| 牵牛子 ✚ 沉 香 | 两者配伍，可加强降泻通利的作用，多用于治脾肾阳虚所致的水肿腹胀、四肢肿胀等。 |
|---|---|
| 泻下通利　　温阳化气 | |
| 牵牛子 ✚ 小茴香 | 两者配伍，有温阳利水的作用，多用于治水饮诸疾。 |
| 泻水通便　　补肾散寒 | |

**服用禁忌**　　1. 孕妇及体质虚弱、脾胃虚弱或气虚腹胀者忌用。2. 用于痰湿壅肺引起的咳嗽喘急时，只可暂用，不宜久服。

## 古今验方

◎**一切积气，宿食不消。**黑牵牛头为末四两，用萝卜剜空，安末盖定，纸封蒸熟取出，入白豆蔻末一钱，捣丸梧子大。每服一二十丸，白汤下。名顺气丸。（《普济方》）

◎**大便不通。**用牵牛子半生半熟，为末。每服二钱，生姜汤下。未通，再以茶服。一方：加大黄等分。一方：加生槟榔等分。（《简要济众方》）

◎**水肿尿涩。**牵牛末，每服方寸匕，以小便利为度。（《千金方》）

◎**小儿腹胀，水气流肿，膀胱实热，小便赤涩。**牵牛生研一钱，青皮汤空心下。一

加木香减半，丸服。（《小儿方》）

◎**疝气耳聋**。疝气攻肾，耳聋阴肿。牵牛末一钱，猪腰子半个，去膜薄切，掺入内，加少盐，湿纸包煨。空心食。（《郑氏方》）

◎**小儿雀目**。牵牛子末，每以一钱用羊肝一片，同面作角子二个，炙熟食，米饮下。（《普济方》）

◎**风热赤眼**。白牵牛末，以葱白煮研，丸绿豆大。每服五丸，葱汤下。服讫睡半时。（《卫生家宝方》）

◎**面上风刺**。黑牵牛末兑入面脂药中，日日洗之。（《圣惠方》）

## 药膳养生 **1** 通便下气 泻水消肿 牵牛子粥

### 材 料

粳米100克，牵牛子末1克，生姜2片。

### 做法/用法

将粳米洗净，浸泡至软，煮粥；加入牵牛子末、生姜片，稍煮即可。
空腹食用，可从小量开始，逐渐增量。

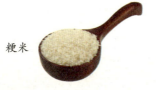

粳米

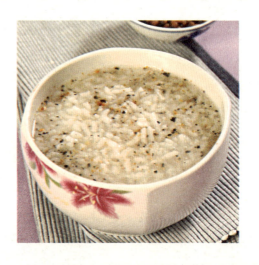

## **2** 散热降火 通便 蜂蜜牵牛子丸

### 材 料

牵牛子（黑）30克，桃仁15克。

### 调 料

蜂蜜适量。

### 做法/用法

将所有材料捣碎，加入适量蜂蜜调匀，制成药丸，每丸10克。
每日饭前1次，每次2丸，连续7日为1个疗程。

# 火麻仁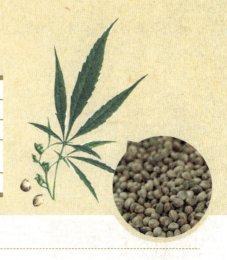

**润下药**

润肠通便，润燥生发

| 别　　名 | 火麻、大麻仁、线麻子。 |
|---|---|
| 性　　味 | 性平，味甘。 |
| 归　　经 | 归脾经、胃经、大肠经。 |
| 日常用法 | 内服：煎汤或入丸、散。外用：捣敷或榨油涂。 |
| 用量建议 | 9～30克。 |

**中药简介**　　火麻仁是桑科一年生草本植物大麻的成熟种子，一般秋季果实成熟时割取全株，打下种子，晒干。

**功效主治**　　1.用于老人、产妇、体弱者的肠燥便秘。2.用于血虚头发脱落不生者。3.用于癞疮患者。

**常用配伍**

| 火麻仁 ✚ 当　归 | 两者配伍，可加强润燥滑肠的作用，多用于治热病津枯、老年津血亏乏、血虚便秘等。若与降气润燥的苦杏仁同用，则效果更好。 |
|---|---|
| 润燥通便　　养血润燥 | |
| 火麻仁 ✚ 苏　子 | 两者配伍，有润燥通便的作用，多用于治产后大便不通、老年津枯便秘等。 |
| 润燥通便　　滑肠通便 | |

**服用禁忌**　　1.畏牡蛎、白薇，恶茯苓。2.脾胃虚弱之便溏者、孕妇，以及肾虚阳痿、遗精者忌用。

**《古今验方》**

◎大便不通。研麻子，以米杂为粥食之。（《肘后方》）

◎虚劳，下焦虚热，骨节烦疼，肌肉急，小便不利，大便数少，口燥少气。大麻仁五合，研，水二升，煮去半分，服。（《外台秘要》）

◎小儿赤白痢，体弱不堪，困重者。麻子一合，炒令香熟，末服一钱匕，蜜、浆水和服。（《子母秘录》）

# 清热类

## 养生中药

　　凡以清解里热为主要作用的药物，都被称为清热药。里热是热邪内侵脏腑或阴液亏损所致虚热内生的病症。内里发热，就会表现于外，比如面红身热、舌质红、苔黄、口渴、喜饮冷水、烦躁多言、目赤肿痛、咽喉肿痛、痈肿疮毒、痢疾、小便黄赤、大便干结等。

　　清热药性寒凉，主要用于治热病等各种里热证候，即《黄帝内经》中"热者寒之"的意思。

　　根据药效的不同，清热药可分为清热泻火药、清肝明目药、清热解毒药、清热凉血药、清热燥湿药、清虚热药六类。

　　**清热泻火药**　清热作用较强，适用于里热炽盛的证候，比如高热烦渴、神昏、苔黄或燥等。代表中药有知母、栀子、夏枯草、淡竹叶、莲子心、荷叶等。

　　**清肝明目药**　清肝火而明目，适用于肝火亢盛、目赤肿痛等症。代表中药有决明子、谷精草、夜明砂等。

　　**清热解毒药**　清热邪、解热毒，适用于丹毒、斑疹、疮痈、喉痹、痢疾等各种热毒病症。代表中药有金银花、连翘、板蓝根、马齿苋、蒲公英、鱼腥草等。

　　**清热凉血药**　适用于血热妄行之吐血、衄血及热甚心烦、舌绛神昏等症。代表中药有生地黄、牡丹皮、紫草、玄参等。

　　**清热燥湿药**　味多苦，性寒。苦能燥湿，寒能清热，适用于心烦口苦、小便短赤、泄泻、痢疾、黄疸、关节肿痛等湿热内蕴或湿邪化热的证候。代表中药有黄连、黄柏、黄芩等。

　　**清虚热药**　性多寒凉，能凉血、退骨蒸，适用于骨蒸潮热、低热不退等症。代表中药有青蒿、白薇等。

　　本类药物性寒凉，多服、久服会损伤阳气，故阳气不足或脾胃虚弱者慎用，真寒假热证候者忌用。

# 知母

滋阴降火，润燥除烦

| 别　　名 | 蒜辫子草、羊胡子根、地参。 |
|---|---|
| 性　　味 | 性寒，味苦、甘。 |
| 归　　经 | 归肺经、胃经、肾经。 |
| 日常用法 | 内服：煎汤或入丸、散。 |
| 用量建议 | 6～12克。 |

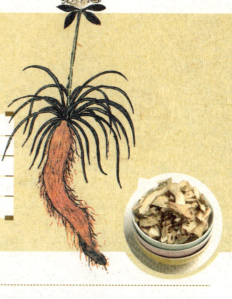

**中药简介**　　知母为百合科植物知母的干燥根茎。春秋两季采挖，除去须根及泥沙，晒干，或除去外皮，晒干。

**功效主治**　　用于热证烦渴、骨蒸潮热、内热消渴、肺热燥咳、肠燥便秘等症。

**常用配伍**

| 知　母 ✚ 麦门冬<br>滋阴降火　　下气通便 | 两者配伍，相须为用，可加强滋阴清热的作用，多用于治肺热燥咳、痰少或无痰等症。 |
|---|---|
| 知　母 ✚ 贝　母<br>清热泻火　　化痰止咳 | 两者配伍，有清肺化痰的作用，多用于治肺热咳嗽、肺燥咳嗽、水亏火旺之咳嗽。对干咳无痰或痰黏难以咯出者较为适宜。 |

**服用禁忌**　脾胃虚寒、大便溏泻者忌用。

## 古今验方

◎**久近痰嗽**。自胸膈下塞停饮，至于脏腑。用知母、贝母各一两为末，巴豆三十枚去油，研匀。每服一字，用姜三片，二面蘸药，细嚼咽下，便睡。次早必泻一行，其嗽立止。壮人乃用之。一方不用巴豆。（《医学集成》）

◎**妊娠腹痛**。月未足，如欲产之状。用知母二两为末，蜜丸梧子大，每粥饮下二十丸。（《圣惠方》）

**药膳养生**

## 1 清热去火 调养肾脏 知母炖鸡块

### 材料

母鸡肉块450克，知母20克，龙骨30克。

### 做法/用法

将母鸡肉块洗净；将知母、龙骨与母鸡肉块放入砂锅内，加适量清水，小火炖至熟烂即可。
早晚佐餐食用。

知母

龙骨

## 2 健脾胃、补肝肾 清热滋阴 知母炖牛肉

### 材 料

牛肉200克，知母20克，生姜片、葱段各适量。

### 调 料

盐、料酒各适量。

### 做法/用法

❶ 将知母洗净；将牛肉洗净，切块。
❷ 将知母、牛肉块放入砂锅中，加适量清水，放入葱段、生姜片、盐、料酒，小火炖熟即可。

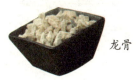
牛肉

### 闲话 本草

　　知母味苦，性寒而不燥，泻肺火而滋肾，所以能清实热和虚热，但滋阴生津的功效较弱，须与其他中药配伍，从而发挥它的最大功用。在临床上常与滋阴药配伍，比如与黄柏配伍的知柏地黄丸，可用于治阴虚火旺、骨蒸潮热等；与沙参、麦冬、川贝等养阴润肺药配伍，可用于治肺虚燥咳；与麦冬、葛根等清热生津药配伍，可用于治消渴。

　　知母上能清肺，中能凉胃，下能泻肾火。与黄芩配伍，可泻肺火；与石膏配伍，可清胃热；与黄柏配伍，可泻肾火。

# 夏枯草

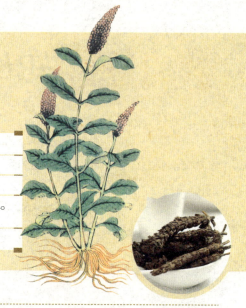

清热泻火药

**清肝明目，散结消肿**

| 别　　名 | 棒槌草、铁色草、大头花。 |
|---|---|
| 性　　味 | 性寒，味辛、苦。 |
| 归　　经 | 归肝经、胆经。 |
| 日常用法 | 内服：煎汤，熬膏或入丸、散。<br>外用：煎水洗或捣敷。 |
| 用量建议 | 9～15克。 |

**中药简介**　　夏枯草为唇形科植物夏枯草的果穗，产于江苏、安徽、浙江、河南等地。夏季当果穗半枯时采收，除去杂质，晒干，以色紫褐、穗大者为佳。

**功效主治**　　用于目赤肿痛、目珠夜痛、头痛眩晕、瘿瘤瘰疬、乳痈肿痛、赤白带下、血崩、产后血晕、淋巴结结核、乳腺增生、高血压等症。

## 常用配伍

| 夏枯草 **+** 香 附 | 两者配伍，可加强清火散结的作用，多用于治肝虚目痛、瘰疬等。 |
|---|---|
| 清火散结　　疏肝解郁 | |
| 夏枯草 **+** 玄 参 | 两者配伍，有散结、滋阴降火的作用，多用于治肝火郁结所致的瘰疬结核。 |
| 清泻肝火　　降火润燥 | |

**服用禁忌**　　1.脾胃虚弱者慎用。2.慢性胃肠道病患者最好配伍其他中药服用。

## 《古今验方》

◎**明目补肝，肝虚目睛痛，冷泪不止，筋脉痛，羞明怕日**。夏枯草半两，香附一两，为末。每服一钱，腊茶汤调下。（《简要济众》）

◎**血崩不止**。夏枯草为末，每服方寸匕，米饮调下。（《圣惠方》）

◎**汗斑白点**。夏枯草煎浓汁，日日洗之。（《乾坤生意》）

◎**口眼歪斜**。夏枯草一钱，胆南星五分，防风一钱，钓钩藤一钱。水煎，点水酒临卧时服。（《滇南本草》）

## 药膳养生 1 清热泻火 疏肝解郁 夏枯草苦丁茶

### 材料

夏枯草30克，苦丁茶15克，决明子12克，菊花5朵。

### 做法/用法

将以上材料共研为粗末，一同放入杯内，用沸水冲泡。

或者将夏枯草、苦丁茶、决明子入锅煎煮成汁，冲泡菊花饮用。

代茶饮用，每日1剂。

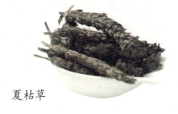

夏枯草

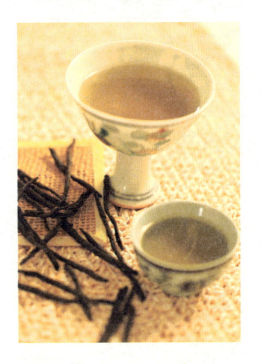

## 2 缓解眼部 疲劳 夏枯草枸杞茶

### 材料

夏枯草、枸杞子各10克，决明子30克，绿茶适量。

### 做法/用法

❶将夏枯草、枸杞子、决明子一起用水过滤，放入锅内，加入500毫升水煎煮20分钟左右，滤渣取汁。

❷将过滤后的药汁趁热冲泡绿茶，

三五分钟后即可饮用。

代茶温饮，每日1剂。

**药膳功效**

夏枯草有清肝明目的功效，能缓解内热引起的眼睛肿痛；决明子有祛风热、明目的功效。此茶饮不仅能缓解眼部疲劳，还能美容养颜。

# 决明子

清肝明目药

清肝明目，润肠通便

| 别　名 | 草决明、千里光、还瞳子。 |
|---|---|
| 性　味 | 性微寒，味甘、苦、咸。 |
| 归　经 | 归肝经、肾经、大肠经。 |
| 日常用法 | 内服：煎汤或研末。外用：研末调敷。 |
| 用量建议 | 4.5～15克。 |

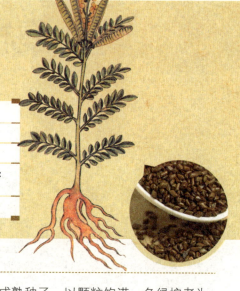

**中药简介**　　决明子为豆科植物决明的成熟种子，以颗粒饱满、色绿棕者为佳。秋冬两季采收，晒干，打下种子，除去杂质即成。

**功效主治**　　用于目赤肿痛、头痛眩晕、青盲、大便燥结等症。

**常用配伍**

| 决明子 ✚ 菊 花 | 两者配伍，可加强益肝肾、清火散热的作用，多用于治肝火或风热所致的目赤肿痛等症。 |
|---|---|
| 清肝益肾　　平肝散热 | |
| 决明子 ✚ 柴 胡 | 两者配伍，有清肝疏肝的作用，多用于治肝火旺盛所致的头痛眩晕、目赤昏花等症。 |
| 清肝散热　　疏肝解郁 | |

**服用禁忌**　1. 脾胃虚弱、低血压者慎用。2. 怀孕女性和经期女性禁用。3. 不可长期服用，否则可能会引起肠道病变或导致难治性便秘。

## 古今验方

◎**积年失明。** 决明子二升为末。每食后粥饮服方寸匕。（《外台秘要》）

◎**失明。** 马蹄决明二升，捣筛，以粥饮服方寸匕。忌鱼、蒜、猪肉、辛菜。（《僧深集方》）

◎**癣。** 决明子不以多少，为末，少加水银粉，同为散。先以物擦破癣，上以散敷之。（《苏沈良方》）

◎**小儿疳积**。草决明子三钱，研末，鸡肝一具，捣烂，白酒少许，调和成饼，蒸熟服。（《江西草药》）

◎**治眼补肝，除暗明目**。决明子一升，蔓荆子一升（用好酒五升，煮酒尽，曝干）。上药，捣细罗为散。每服以温水调下二钱，食后及临卧服。（《圣惠方》）

## 药膳养生 1 滋补五脏 决明苁蓉茶

### 材 料
决明子（炒熟）、肉苁蓉各10克。

### 调 料
蜂蜜适量。

### 做法/用法
用沸水冲泡两种材料，滤取汁液，依个人口味加适量蜂蜜即可。
代茶饮。

## 2 防治便秘 清肝明目 杞菊决明子茶

### 材 料
决明子100克，菊花、枸杞子各适量。

### 调 料
冰糖适量。

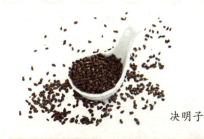

决明子

### 做法/用法
❶将决明子洗净后用小火炒至微黄，待冷却后储存于密封罐中。

❷每次取一小匙决明子，与菊花、枸杞子一起置于杯中，用热水冲泡。

❸饮用时依个人口味添加适量冰糖。代茶饮用，可将泡好的茶水冷藏于冰箱内，喝时拿出温热即可。

### 药膳功效
决明子具有清肝明目、润肠通便的功效，可用于目赤肿痛、头痛眩晕、大便燥结等症，搭配清热解毒的菊花和滋阴补肾的枸杞子，具有清肝明目、润肠通便、祛火等功效，适用于目赤肿痛、便秘等症。

# 金银花

清热解毒，疏散风热

| 别　　名 | 忍冬花、鸳鸯藤花。 |
|---|---|
| 性　　味 | 性寒，味甘。 |
| 归　　经 | 归肺经、心经、胃经。 |
| 日常用法 | 内服：煎汤或入丸、散。外用：研末调敷。 |
| 用量建议 | 6～15克。 |

**中药简介**　金银花为忍冬科藤本植物忍冬的干燥花蕾，在夏初花未开时采收，晾晒或阴干，生用或用硫黄熏，再干燥。

**功效主治**　1. 用于温病初起、风热感冒、咽喉肿痛、肺炎等症。2. 用于痈肿疔疮属于阳证者。3. 用于热毒血痢者。

**常用配伍**

| 金银花<br>清热解毒 + 连翘<br>消肿散结 | 两者配伍，相须为用，可加强清热解毒的作用，多用于治热病、痈肿疔疮等。 |
|---|---|
| 金银花<br>解毒消肿 + 黄芪<br>补气生肌 | 两者配伍，有解毒消肿、排脓生肌的作用，多用于治痈肿脓成不溃或溃脓不畅等。 |

**服用禁忌**　脾胃虚寒及气虚疮疡脓清者忌用。

〈 古今验方 〉

◎痢疾。金银花（入铜锅内，焙枯存性）五钱。红痢以白蜜水调服，白痢以沙糖水调服。（《惠直堂经验方》）

◎一切肿毒，不问已溃未溃，或初起发热，并疗疮便毒，喉痹乳蛾。金银花（连茎叶）自然汁半碗，煎八分服之，以滓敷上，败毒托里，散气和血，其功独胜。（《积善堂经验方》）

◎痈疽发背初起。金银花半斤，水十碗煎至二碗，入当归二两，同煎至一碗，一气

服之。（《洞天奥旨》）

◎一切内外痈肿。金银花四两，甘草三两。水煎顿服，能饮者用酒煎服。（《医学心悟》）

◎疮疡痛甚，色变紫黑者。金银花连枝叶（锉）二两，黄芪四两，甘草一两。上细切，用酒一升，同入壶瓶内，闭口，重汤内煮三二时辰，取出，去滓，顿服之。（《活法机要》）

## 药膳养生 1 清热解暑 金银花绿茶

### 材料

绿茶3克，金银花5克，甘草3克。

### 做法/用法

❶将金银花、甘草洗净，沥干备用。

❷将金银花、甘草、绿茶放入茶壶中，冲入85℃热水，浸泡5～10分钟。倒入杯中。

代茶频饮。

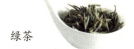

绿茶

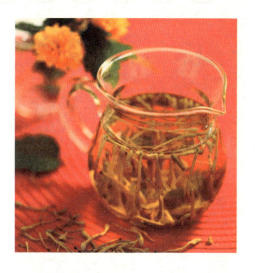

## 2 预防感冒 金银花青叶茶

### 材料

金银花15克，大青叶10克。

### 做法/用法

将金银花、大青叶用水过滤，一同放入玻璃杯中，冲入沸水，闷泡10分钟左右即可饮用。代茶频饮。

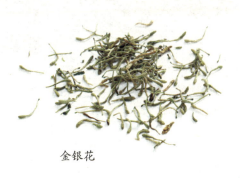

金银花

# 连翘

清热解毒，消肿散结

| 别　　名 | 黄寿丹、青翘、落翘。 |
|---|---|
| 性　　味 | 性微寒，味苦。 |
| 归　　经 | 归肺经、心经、胆经。 |
| 日常用法 | 内服：煎汤或入丸、散。外用：煎水洗。 |
| 用量建议 | 9～25克。 |

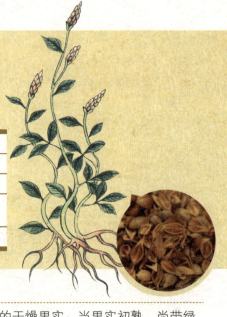

| 中药简介 | 连翘为木犀科落叶灌木连翘的干燥果实：当果实初熟，尚带绿色，未开裂时采收的被称为青翘，入药较佳，采收后于沸水中略煮或蒸熟；在果实成熟开裂后采收的被称为老翘。 |
|---|---|
| 功效主治 | 1. 用于外感风热、温病初起等。2. 用于热毒蕴结引起的疮毒痈肿、瘰疬结核等。 |

| 常用配伍 | **连翘** + **板蓝根**<br>清热解毒　凉血利咽 | 两者配伍，相须为用，可加强清热解毒、凉血的作用，多用于治风热感冒、丹毒、痈毒等。 |
|---|---|---|
| | **连翘** + **薄荷**<br>清热解毒　清利头目 | 两者配伍，有表散风热、清头利咽的作用，多用于治外感风热所致的发热、头昏眩晕、口渴等。 |

**服用禁忌**　脾胃虚弱、气虚发热、痈疽已溃者忌用。

## 古今验方

◎**瘰疬结核。**连翘、脂麻等分，为末，时时食之。（《简便方》）

◎**小儿诸热。**连翘、防风、甘草（炙）、山栀子等分。上捣罗为末，每服二钱，水一中盏，煎七分，去滓温服。（《类证活人书》）

◎**乳痈，乳核。**连翘、雄鼠屎、蒲公英、川贝母各二钱。水煎服。（《玉樵医令》）

◎**舌破生疮**。连翘五钱，黄柏三钱，甘草二钱。水煎含漱。（《玉樵医令》）

◎**瘰疬结核不消**。连翘、鬼箭羽、瞿麦、甘草（炙）等分。上为细末，每服二钱，临卧米泔水调下。（《杨氏家藏方》）

**药膳养生** **1** **祛火清热** # 薄荷桑菊饮

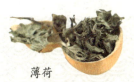

薄荷

## 材 料

桑叶、菊花、连翘各9克，黄芩、薄荷各6克，蔓荆子12克。

## 做法/用法

将以上材料用水煎煮，取药汁。每日1剂，分2次服用。

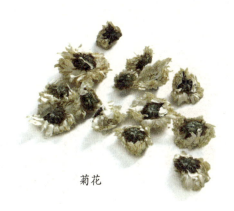

菊花

**2** **清热养胃** # 和胃汤

## 材 料

连翘12克，黄芩10克，败酱草20克，黄连6克，白花蛇舌草、白芍各15克，蒲公英30克。

## 做法/用法

将以上材料以水煎煮，取药汁。每日1剂，分2次服用。

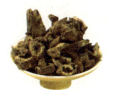

黄芩

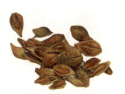

连翘

**药膳功效**

　　本方可缓解慢性胃炎，症见胃脘灼热疼痛，口苦且干，嘈杂易饥或泛吐酸水、苦水，大便干结等。

# 板蓝根

**清热解毒，凉血利咽**

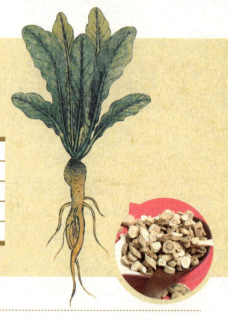

| 别　名 | 大蓝根、大青根。 |
|---|---|
| 性　味 | 性寒，味苦。 |
| 归　经 | 归心经、胃经。 |
| 日常用法 | 内服：煎汤。 |
| 用量建议 | 9～15克。 |

**中药简介**

板蓝根为十字花科植物菘蓝和草大青的根，或爵床科植物马蓝的根。秋季或初冬采挖，除去茎叶，洗净晒干。

**功效主治**

1. 用于外感风热或温病初起、头痛发热、咽喉肿痛等。2. 用于热毒发斑、痄腮、喉痹、大头瘟疫、丹毒、火眼、痈肿等。3. 用于病毒性、细菌性感染疾病。

**常用配伍**

**板蓝根** 解毒凉血 **＋ 胖大海** 清热祛痰

两者配伍，相须为用，可加强清热利咽的作用，多用于治咽喉肿痛、热毒发斑、喑哑等症。

**板蓝根** 凉血利咽 **＋ 玄　参** 滋阴解毒

两者配伍，有滋阴利咽、清热解毒的作用，多用于治咽喉肿痛、热病、咽干口渴、心烦等症。与知母、金银花、连翘配伍，效果更好。

**服用禁忌**　脾胃虚寒而无实火热毒者忌用。

【 **古今验方** 】

◎ **流行性感冒。** 板蓝根一两，羌活五钱。煎汤，一日二次分服，连服二至三日。（《江苏验方草药选编》）

◎ **肝炎。** 板蓝根一两。水煎服。（《辽宁常用中草药手册》）

◎ **肝硬化。** 板蓝根一两，茵陈四钱，郁金二钱，薏苡仁三钱。水煎服。（《辽宁常用中草药手册》）

清热解毒
预防流感

# 板蓝根茶

## 材 料

板蓝根2克。

## 做法/用法

用水煎煮，取其汤汁饮用。
每日可服用2次，3日为1个疗程。

**药膳功效** 近年来的研究显示，板蓝根内含多种抗病毒物质，具有抗病毒、抗菌、解热、消炎、调节免疫力等功效。常用于外感风热或温病初起、发热头痛、咽喉肿痛、喉痹、大头瘟疫、结膜炎等症。春季细菌繁殖快，容易引发感冒，可用此茶达到预防的目的。

# 马齿苋

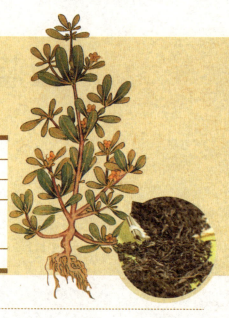

清热解毒药

**清热止痢，凉血解毒**

| 别　　名 | 五方草、长命菜、九头狮子草。 |
|---|---|
| 性　　味 | 性寒，味酸。 |
| 归　　经 | 归肝经、大肠经。 |
| 日常用法 | 内服：煎汤或捣汁饮。外用：捣敷、烧灰研末调敷或煎水洗。 |
| 用量建议 | 15～30克。 |

**中药简介**　　马齿苋为马齿苋科植物马齿苋的全草。夏秋两季当茎叶茂盛时采收，割取全草，洗净泥土，用沸水略烫后晒干。

**功效主治**　　用于热毒血痢、痈肿疔疮、湿疹、丹毒、蛇虫咬伤、便血等症。现代大多用于肠炎、急性关节炎、膀胱炎、尿道炎等症。

**常用配伍**

| 马齿苋 + 木 香 | 两者配伍，有清热止痛、止痢的作用，多用于治里急后重、腹痛等。与朱砂配伍，效果更好。 |
|---|---|
| 凉血止痢　　行气止痢 | |
| 马齿苋 + 绿 豆 | 两者配伍，有清热止痢、解毒的作用，多用于治痢疾、肠炎、腹痛便脓血等症。 |
| 凉血止痢　　清热解毒 | |

**服用禁忌**　　腹泻便溏者、孕妇忌用。

## 古今验方

◎**肛门肿痛**。马齿苋叶、三叶酸草等分。煎汤熏洗，一日二次有效。（《濒湖集简方》）

◎**小便热淋**。马齿苋捣汁，服之。（《圣惠方》）

◎**赤白带下，老稚孕妇皆可服**。马齿苋捣绞汁三大合，和鸡子白一枚，先温令热，乃下苋汁，微温取顿饮之。（《海上集验方》）

◎**蜈蚣咬伤**。马齿苋捣汁，涂之。（《肘后方》）

## 药膳养生 1 抗菌消炎 马齿苋肉丝汤

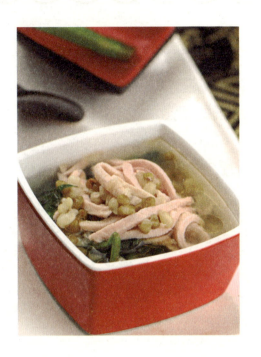

### 材料

绿豆50克，猪瘦肉100克，新鲜马齿苋150克，蒜末适量。

### 调料

香油、盐、味精各适量。

### 做法/用法

❶ 将绿豆浸泡至胀；将马齿苋洗净，切段。

❷ 将猪瘦肉切丝，加盐腌片刻。

❸ 将绿豆入锅，加水煮开后改小火煮至绿豆皮裂开，放入猪瘦肉丝、马齿苋段、蒜末，煮15分钟，加适量香油、盐、味精调味即可。

## 2 清热解毒 延缓衰老 马齿苋蒲公英粥

### 材料

马齿苋、蒲公英各15克，粳米半杯。

### 调料

冰糖适量。

### 做法/用法

将洗净的马齿苋、蒲公英放入锅中，加适量水煎煮，去渣取汁；将粳米淘洗干净，与药汁同煮，粥熟后放入适量冰糖即可。

### 药膳功效

现代医学研究表明，马齿苋对保护卵巢健康有一定功效。蒲公英作为有清热作用的广谱抗菌类药物，可有效清除自由基，且含有抗肿瘤成分，能在一定程度上预防卵巢肿瘤。所以，此粥有清热解毒、凉血止血的功效，对卵巢保养有一定作用。

# 蒲公英

清热解毒药

清热解毒，利湿通淋

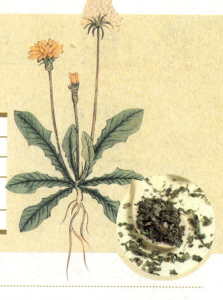

| 别　　名 | 蒲公草、構耨草、金簪草。 |
|---|---|
| 性　　味 | 性寒，味苦、甘。 |
| 归　　经 | 归肝经、胃经。 |
| 日常用法 | 内服：煎汤，捣汁或入散剂。外用：捣敷。 |
| 用量建议 | 9～30克。 |

**中药简介**　　蒲公英为菊科多年生草本植物蒲公英及其多种同属植物的带根全草。夏秋两季采收，入食可鲜用，入药鲜用、晒干均可。

**功效主治**　　用于外感风热、头痛目赤、咽喉肿痛、食滞气胀、口疮牙痛、风疹瘰疬、疝痛下痢等症。

**常用配伍**

| 蒲公英<br>解毒散结 ＋ 瓜 蒌<br>理气化痰 | 两者配伍，可加强解毒散结的作用，多用于治乳痈、痈肿疖疮、疔疮。 |
|---|---|
| 蒲公英<br>清热解毒 ＋ 夏枯草<br>疏泻肝火 | 两者配伍，有清肝解毒的作用，多用于治疗瘰疬结核等。 |

**服用禁忌**　　阳虚外寒者、脾胃虚弱者忌用。

---
《 古今验方 》
---

◎**乳痈红肿**。蒲公英一两，忍冬藤二两，捣烂，水二钟，煎一钟，食前服。（《积德堂方》）

◎**多年恶疮及蛇螫肿毒**。蒲公英捣烂贴。（《救急方》）

◎**胃弱、消化不良、慢性胃炎、胃胀痛**。蒲公英一两（研细粉），橘皮六钱（研细粉），砂仁三钱（研细粉）。混合共研，每服二至三分，一日数回，食后开水送服。（《现代实用中药》）

**药膳养生** | **清热下火**

# 清火茶

## 材 料

蒲公英、金银花各5克，甘草3克，胖大海6克。

## 做法/用法

❶ 将蒲公英、金银花洗净，沥干备用。

❷ 将甘草、胖大海研为细末，与蒲公英、金银花一同用沸水泡10分钟左右。代茶温饮，每日1～2剂。

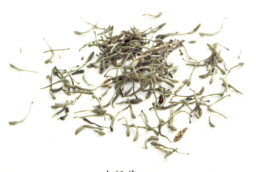

金银花

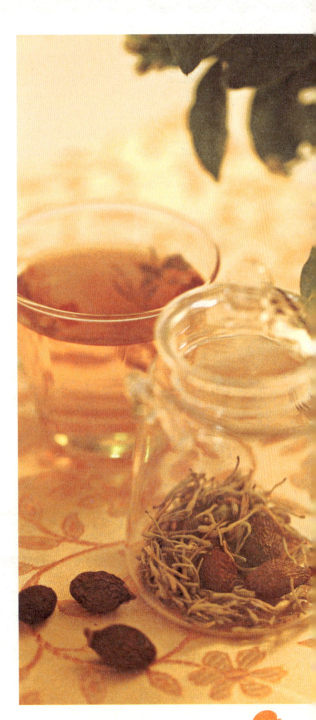

### 药膳功效

　　此茶饮非常适用于热毒内盛所致的咽喉肿痛、口干口苦、大便不通、小便黄短。使用时注意把握药材的量，避免因用量过大而导致腹泻。

# 鱼腥草

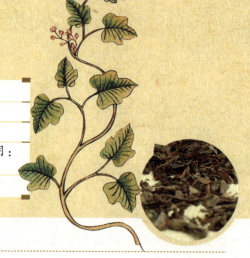

清热解毒药

**清热解毒，消痈排脓，利尿通淋**

| 别　　名 | 猪鼻孔、臭茶、臭灵丹。 |
|---|---|
| 性　　味 | 性微寒，味辛，有小毒。 |
| 归　　经 | 归肺经。 |
| 日常用法 | 内服：煎汤或捣汁。外用：煎水熏洗或捣敷。 |
| 用量建议 | 4.5～9克。 |

**中药简介**　　鱼腥草为三白草科多年生草本植物蕺菜的全草。每年8月至次年3月为成熟期，一般夏秋两季采收，晒干，生用。

**功效主治**　　1. 用于痰热壅肺引起的肺痈咳吐脓血等。2. 用于湿热淋证、小便淋涩疼痛。3. 用于肺炎、急慢性支气管炎、肠炎、尿路感染等。

**常用配伍**

| 鱼腥草 ＋ 桔　梗<br>清热解毒　　止咳排脓 | 两者配伍，可加强清热解毒及排脓的作用，多用于治肺痈、痈肿脓出不畅等。 |
|---|---|
| 鱼腥草 ＋ 蒲公英<br>消痈排脓　　清热解毒 | 两者配伍，有清胃、肺热毒的作用，多用于治痈肿疔疮、小便刺痛等。 |

**服用禁忌**　　1. 鱼腥草含有挥发油，不可久煎。2. 虚寒证患者忌用。

## 古今验方

◎**背疮热肿。**蕺菜捣汁涂之，留孔以泻热毒，冷即易之。（《经验方》）

◎**痔疮肿痛。**鱼腥草一握，煎汤熏洗，仍以草挹痔即愈。一方：洗后以枯矾入片脑少许，敷之。（《救急方》）

◎**虫牙作痛。**鱼腥草、花椒、菜子油等分，捣匀，入泥少许，和作小丸如豆大。随牙左右塞耳内，两边轮换，不可一齐用，恐闭耳气。塞一日夜，取看有细虫为效。（《简便方》）

◎**小儿脱肛。** 鱼腥草擂如泥，先以朴消水洗过，再用芭蕉叶托住药坐之，自入也。（《永类钤方》）

---

**药膳养生** **1** 缓解小儿风热咳嗽 **鱼腥草杏桔茶**

### 材料

鱼腥草20克，苦杏仁8克，桔梗9克。

### 做法/用法

将以上材料加水煎，去渣取汁。代茶饮用，每日1剂，直至症状好转。

**药膳功效**

此茶饮具有疏风清热、宣肺止咳的功效，适用于小儿风热咳嗽，症见咳嗽不爽，痰黄黏稠、不易咳出。

---

**2** 清肺热排脓毒 **鱼腥草薏苡仁汤**

### 材料

鲜鱼腥草（洗净）100克，鸡蛋2个（取蛋清），薏苡仁50克，甜杏仁30克，大枣5颗。

### 调料

白糖适量。

### 做法/用法

❶将薏苡仁洗净，浸泡至软，与甜杏仁共入锅内；加适量清水，先大火煮沸，再改用小火煮1小时；加入鲜鱼腥草、大枣，煮30分钟，过滤留汁。

❷倒入蛋清，略煮即可。根据个人口味可放入适量白糖拌匀。

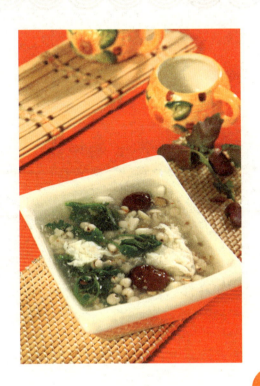

# 生地黄

清热凉血药

**滋阴清热，凉血补血**

| | |
|---|---|
| 别　　名 | 原生地、干生地、干地黄。 |
| 性　　味 | 性寒，味甘、苦。 |
| 归　　经 | 归心经、肝经、肺经。 |
| 日常用法 | 内服：煎汤，熬膏或入丸、散。外用：捣敷。 |
| 用量建议 | 9～30克。 |

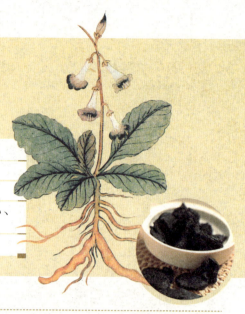

**中药简介**　生地黄为玄参科植物地黄的块根。一般秋季或初冬采挖，除去芦头、须根及泥沙，鲜用，即鲜地黄；也可用小火将地黄缓缓烘焙至约八分干，或晒干，即生地黄。生地黄以河南怀庆所产最为有名。

**功效主治**　1. 鲜地黄清热凉血之力强，可用于热入营血引起的舌紫绛、发斑发疹、吐血衄血、咽喉肿痛等。2. 生地黄养阴、清虚热作用较强，可用于热病后期伤阴引起的舌红口干、烦渴多饮、阴虚内热、骨蒸劳热等。3. 用于血热引起的湿疹、荨麻疹等。

**常用配伍**

| 生地黄<br>凉血清热 ＋ 阿　胶<br>养血润燥 | 两者配伍，有养血、止血、清热的作用，多用于治虚热咳血、衄血、崩漏、吐血、温热病耗伤营血等。 |
|---|---|
| 生地黄<br>滋阴止血 ＋ 熟地黄<br>益精养血 | 两者配伍，有滋肾阴、养精血的作用，多用于治阴虚血亏所致的热证。 |

**服用禁忌**　脾虚泄泻、胃虚食少、胸膈多痰者慎用。

## 古今验方

◎**虚劳困乏。**地黄一石，取汁，酒三斗，搅匀煎收，日服。（《必效方》）

◎**耳中常鸣。**生地黄截，塞耳中，日数易之。或煨熟，尤妙。（《肘后方》）

◎**妊娠堕胎后血出不止，少腹满痛。**生干地黄（焙）、当归（焙，切）、芎䓖（去芦头）各二两，阿胶（炙令燥）、艾叶各半两。上五味，粗捣筛，每服三钱匕，水

一盏，煎至七分，去滓温服，空心服之，晚后再服。（《圣济总录》）

◎消渴。黄芪、茯神、栝楼根、甘草、麦门冬各三两，干地黄五两。上六味，细切，以水八升，煮取二升半，去滓，分三服，日进一剂，服十剂。（《千金方》）

## 药膳养生 1 清热生津 鸭梨地黄茶

### 材料

鸭梨1个，生地黄5克，绿茶3克。

### 做法/用法

❶将鸭梨洗净，削皮，切块备用。

❷将鸭梨块、生地黄放入盛有适量水的砂锅中，用水煎煮10分钟左右。

❸将绿茶放入杯中，用煮好的汁液冲泡。每日1～2剂，代茶温饮。

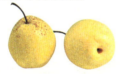

鸭梨

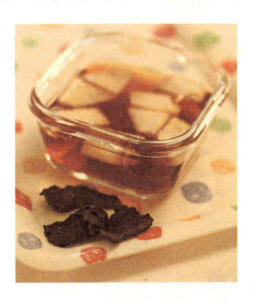

## 2 清心滋阴 清心茶

### 材料

竹叶10克，生地黄15克，绿茶适量。

### 做法/用法

❶将生地黄用水洗净。

❷将竹叶、生地黄放入砂锅中，加入适量水，煎沸20分钟左右，滤渣取汁。

❸将绿茶放入杯中，用药汁冲泡。代茶温饮，每日1～2剂。药渣可再煎服用。

### 药膳功效

生地黄凉血止渴、养阴止血、润燥通便，常被用来治阴虚内热、肠燥便秘、温病津伤等症；竹叶是清热类中药，能清心除烦、利窍，可治消渴。此茶饮适用于口舌生疮、心胸烦热、口干喜饮、小便短赤、舌红苔少等症。脾胃湿滞、大便溏稀者忌用。

# 黄连

**清热燥湿，泻火解毒**

| 别　名 | 雅连、川连、味连。 |
|---|---|
| 性　味 | 性寒，味苦。 |
| 归　经 | 归心经、胃经、肝经、大肠经。 |
| 日常用法 | 内服：煎汤或入丸、散。外用：研末调敷、煎水洗或浸汁点眼。 |
| 用量建议 | 1.5～6克。 |

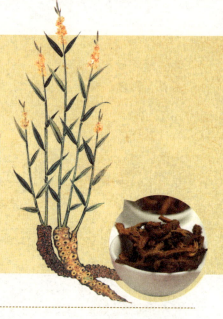

**中药简介**　　黄连为毛茛科多年生草本植物黄连、三角叶黄连或云连的干燥根茎。四川为其主产地，湖南澧县所产品质最佳。

**功效主治**　　用于呕吐吞酸、湿热痞满、泻痢、黄疸、目赤、牙痛、湿疮等症。

**常用配伍**

| 黄　连 + 生地黄 | 两者配伍，有清热降火、凉血解毒的作用，多用于治实热消渴、热势不减、夜睡不安等症。 |
|---|---|
| 泻火解毒　　除湿止痛 | |
| 黄　连 + 肉　桂 | 两者配伍，有养心安神的作用，多用于治心肾不交所致的失眠。 |
| 清心火　　和心血 | |

**服用禁忌**　胃虚引起呕恶、脾虚引起泄泻、五更肾泻者均应慎用。

### 古今验方

◎**消渴尿多**。用黄连末，蜜丸梧子大，每服三十丸，白汤下。（《肘后方》）
用黄连末，入猪肚内蒸烂，捣，丸如梧子大，饭饮下。（《圣济总录》）

◎**热毒血痢**。宣黄连一两，水二升，煮取半升，露一宿，空腹热服，少卧将息，一二日即止。（《千金方》）

◎**呕吐酸水，脉弦迟者**。人参、白术、干姜、炙甘草、黄连，水煎服。（《症因脉治》）

# 化痰止咳类

## 养生中药

　　凡以祛痰、消痰、制止和减轻咳嗽气喘为主要作用的中药，都被称为化痰止咳平喘药，即俗称的化痰止咳药。

　　根据药物的不同作用，化痰止咳平喘药可分为温化寒痰药、清热化痰药和止咳平喘药三类。

**温化寒痰药** 药性温燥，适用于寒饮或痰浊停聚于肺致使肺失宣降所引起的咳嗽、痰白量多、易咯，或饮食不节、脾失健运、聚湿生痰、上逆犯肺所引起的咳嗽，痰多、色白清稀、易于咯出，胸闷气紧，舌淡、苔白厚腻，以及痰湿阻滞经络所致的关节酸痛、痰核流注、瘰疬，或痰浊上壅、蒙蔽清窍所致的中风痰迷、癫痫惊狂等症。代表中药有半夏、桔梗等。

**清热化痰药** 药性寒凉，适用于痰热互结、壅闭于肺致使肺失宣降所引起的咳嗽、痰黄稠而量多、胸闷、气喘息粗，或燥痰犯肺、干咳少痰、咳痰不爽，以及痰火上扰的心烦不安，痰迷心窍的中风、癫狂，或痰火凝结的瘿瘤、瘰疬、痰核等症。代表中药有瓜蒌、贝母、胖大海、罗汉果、冬瓜子等。

**止咳平喘药** 适用于各种原因所致的肺失宣降、痰壅气逆的咳喘等。此外，部分药物还可治痰热急惊、湿热水肿、肠燥便秘等症。代表中药有杏仁、苏子、枇杷叶、桑白皮、白果、百部、紫菀、款冬花等。

　　咳嗽兼有咳血者，不宜用强烈而有刺激性的化痰止咳药，以防加重咳血。对于麻疹初起的咳嗽，不要急于止咳，尤其不要用温燥性或收涩性的止咳化痰药，以免助热或影响麻疹透发。

# 半夏

**燥湿化痰，降逆止呕**

| 别　　名 | 叶半夏、三叶老、三步跳。 |
|---|---|
| 性　　味 | 性温，味辛，有毒。 |
| 归　　经 | 归脾经、胃经、肺经。 |
| 日常用法 | 内服：煎汤或入丸、散。外用：研末调敷。 |
| 用量建议 | 3～9克。 |

**中药简介**　半夏为天南星科植物半夏的干燥块茎。夏秋两季采挖，洗净，除去外皮及须根，晒干。

**功效主治**　用于咳嗽、气喘、多痰、头痛、风痰眩晕、痰饮眩悸、痰厥头痛、呕吐反胃、胸脘痞闷等症。

**常用配伍**

| 半　夏 + 人　参 | 两者配伍，相使为用，可加强半夏降逆止呕的作用，多用于虚寒呕吐反胃等症。 |
|---|---|
| 降逆止呕　　补虚理中 | |
| 半　夏 + 夏枯草 | 两者配伍，有和胃去火的作用，多用于痰热引起的夜寐不宁、失眠等症。 |
| 健胃消痰　　疏肝泻火 | |

**服用禁忌**　1.一切血证及阴虚燥咳、津伤口渴者忌用。2.半夏不宜与乌头类药材配伍。

## 古今验方

◎**肺热痰多咳嗽**。制半夏、栝楼仁各一两，为末，生姜汁打糊，丸梧子大。每服二三十丸，白汤下。或以栝楼瓤煮熟丸。（《济生方》）

◎**湿痰心痛，喘急者**。半夏油炒为末，粥糊丸绿豆大。每服二十丸，生姜汤下。（《丹溪心法》）

◎**呕吐反胃**。大半夏汤：半夏三升，人参三两，白蜜一升，水一斗二升和，扬之一百二十遍。煮取三升半，温服一升，日再服。亦治膈间支饮。（《金匮要略》）

◎**小儿腹胀**。半夏末少许，酒和丸粟米大。每服二丸，生姜汤下。不瘥，加之。或以火炮研末，生姜汁调贴脐，亦佳。（《子母秘录》）

◎**伏暑引饮，脾胃不利**。消暑丸：醋煮半夏一斤，茯苓半斤，生甘草半斤，为末，生姜汁面糊丸梧子大。每服五十丸，热汤下。（《太平惠民和剂局方》）

## 药膳养生 1 止呕吐 止下痢 半夏粥

### 材料

粳米100克，半夏、黄芩各6克，黄连、干姜、炙甘草、人参各5克，大枣适量。

### 调料

白糖适量。

### 做法/用法

❶将半夏、黄芩、干姜、炙甘草、黄

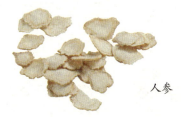

人参

连、人参、大枣一同放入砂锅内，加入适量清水煎煮20分钟，去渣留汁；将粳米洗净后置于锅内，倒入煎好的药汁及适量清水。

❷用大火煮30分钟，加入适量白糖即可。

## 2 调养脾胃 六和茶

半夏

### 材料

藿香、杏仁、木瓜、苍术各45克，厚朴、党参各30克，半夏、茯苓、白扁豆各60克，砂仁、甘草各15克，茶叶120克。

### 做法/用法

❶将藿香、杏仁（去皮尖）、木瓜、苍术（土炒）、厚朴、党参、半夏、茯

苓、白扁豆、砂仁、甘草、茶叶拣去杂质，共捣为粗末。

❷每次用9克，开水冲泡，每日2次，代茶饮。

**药膳功效**

此茶饮适用于脾胃久虚、恶心呕吐、渴欲饮水、咳嗽痰多、腹胀便溏等症。

# 桔梗

化寒痰药

**开宣肺气，祛痰排脓**

| 别　　名 | 苦梗、苦桔梗。 |
|---|---|
| 性　　味 | 性平，味苦、辛。 |
| 归　　经 | 归肺经。 |
| 日常用法 | 内服：煎汤或入丸、散。 |
| 用量建议 | 6～9克。 |

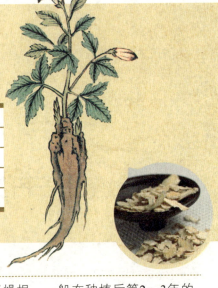

**中药简介**　　桔梗为桔梗科植物桔梗的干燥根，一般在种植后第2～3年的春秋两季采挖，秋季采挖者品质优良，多产于安徽、江苏、山东等地。

**功效主治**　　1. 用于咳嗽痰多。2. 用于肺痈引起的发热、咳吐脓血、痰黄腥臭等。3. 用于胸闷不畅、咽喉肿痛、喑哑等。4. 用于下痢、里急后重、小便不利等。

**常用配伍**

| 桔　梗 **+** 贝　母<br>祛痰止咳　　清热散结 | 两者配伍，有祛痰止咳、解郁的作用，多用于治胸痛、痰黏稠、咳嗽、瘰疬等。 |
|---|---|
| 桔　梗 **+** 甘　草<br>宣肺利咽　　疏风散热 | 两者配伍，有清热利咽的作用，多用于治内热引起的咽喉肿痛。 |

**服用禁忌**　　1. 阴虚久咳、咳血者忌用。2. 桔梗不宜与猪肉同食。

## 古今验方

◎**胸满不痛。**桔梗、枳壳等分，水二钟，煎一钟，温服。（《南阳活人书》）

◎**痰嗽喘急。**桔梗一两半，为末，用童子小便半升，煎四合，去滓温服。（《简要济众方》）

◎**骨槽风痛，牙根肿痛。**桔梗为末，枣瓤和丸皂子大，绵裹咬之。仍以荆芥汤漱之。（《经验方》）

# 1 滋润咽喉 润肺化痰 桔梗茶

## 材 料

桔梗10克，千日红5克。

## 调 料

蜂蜜适量。

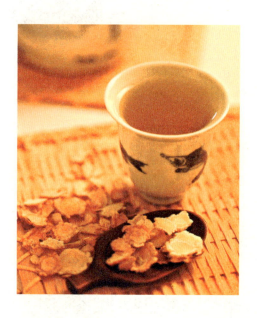

## 做法/用法

❶将桔梗和千日红放入杯中，用沸水冲泡，浸泡10分钟左右，过滤取汁。

❷依据个人口味在汁液中加入适量蜂蜜调味即可。代茶饮用。

或者用纱布袋将桔梗和千日红装起来做成茶包，每次用沸水冲泡饮用。

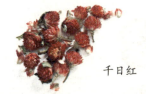

千日红

### 药膳功效

桔梗和千日红搭配入茶，具有利咽、宣肺、化痰、排脓的功效，无论是风寒感冒者还是风热感冒者都可服用，尤其适于咳嗽痰多者。

# 2 疏风清热 宣肺止咳 冬瓜桔梗汤

## 材 料

冬瓜100克，桔梗9克，杏仁10克，甘草6克，蒜片、葱花各适量。

## 调 料

盐、酱油、味精各适量。

## 做法/用法

将冬瓜洗净，切片；将油锅烧热，放入冬瓜片，翻炒片刻后，加入适量水；下入桔梗、杏仁、甘草，煎煮至熟后，加盐、酱油、味精、蒜片，撒葱花即可。喝汤吃冬瓜。每日1剂，佐餐服用。

# 贝母

清热润肺，化痰止咳

| 别　　名 | 川贝母、浙贝母。 |
|---|---|
| 性　　味 | 性微寒，味苦、甘。 |
| 归　　经 | 归肺经、心经。 |
| 日常用法 | 内服：煎汤，研末，或入丸、散。外用：研末撒或调敷。 |
| 用量建议 | 3～9克。 |

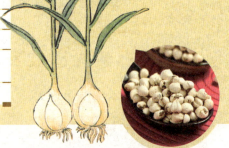

**中药简介**

　　贝母为百合科植物卷叶贝母、乌花贝母或棱砂贝母等的鳞茎。川贝母产于四川、西藏、青海、甘肃、云南等地，浙贝母产于浙江宁波、杭州等地。

**功效主治**

　　1. 用于咳嗽。川贝母善治阴虚燥热之肺虚久咳、痰少咽燥或痰中带血等，浙贝母多用于外感风热或痰热郁肺的咳嗽。2. 用于瘰疬、乳痈、肺痈等。

**常用配伍**

| 贝 母 ＋ 款冬花 | 两者配伍，可加强清热化痰、止咳平喘的作用，多用于治痰气郁结所致的咳嗽气喘。 |
|---|---|
| 清热化痰　　止咳平喘 | |
| 贝 母 ＋ 杏 仁 | 两者配伍，有止咳化痰的作用，多用于治痰多、咳嗽气喘。 |
| 润肺化痰　　降气平喘 | |

**服用禁忌**

1. 川贝母和浙贝母都不宜与乌头类药物同用。2. 川贝母和浙贝母都不宜用于寒痰、湿痰症。

### 〖 古今验方 〗

◎**化痰降气。**止咳解郁，消食除胀，有奇效。用贝母去心一两，生姜制厚朴半两，蜜丸梧子大，每白汤下五十丸。（《卫生杂兴》）

◎**妊娠尿难，饮食如故。**用贝母、苦参、当归各四两，为末，蜜丸小豆大，每饮服三丸至十丸。（《金匮要略》）

◎**下乳。**牡蛎、知母、贝母，三物为细末，同猪蹄汤调下。（《汤液本草》）

# 1 保护脾胃 润肺消痰 贝母莲藕茶

## 材料

莲藕20克，川贝母5克。

## 调料

蜂蜜适量。

## 做法/用法

❶将莲藕洗净切块，研末，备用。
❷将川贝母磨成粉，连同藕粉一起放入锅中，加入适量水煮沸，5分钟后根据个人口味调入适量蜂蜜即可。代茶饮。或者直接从药店里购买加工后的成品藕粉10克，连同川贝母粉一起冲服。

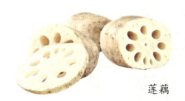
莲藕

### 药膳功效

莲藕对人体很有好处，能补益气血、保护脾胃，可用于泻痢、腹泻、疲劳、咳嗽、食欲缺乏等症；川贝母有润肺止咳的功效，可清热解毒、止咳平喘、润肺消痰。此方可改善胃酸分泌，缓解胃溃疡症状。

# 2 化痰 益气 贝母萝卜粥

## 材料

粳米30克，川贝母（研末）3克，鲜萝卜丁25克。

## 调料

盐适量。

## 做法/用法

将粳米浸泡至软，用大火煮沸，再加入川贝母末、鲜萝卜丁，改用小火煮，粥熟后加入适量盐即可。早晚餐时服用。

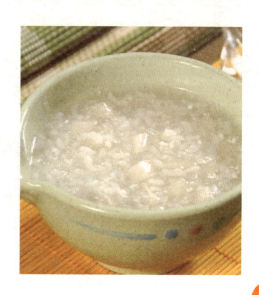

# 杏仁

止咳平喘药

**止咳平喘，润肠通便**

| 别　　名 | 苦杏仁。 |
|---|---|
| 性　　味 | 性微温，味苦，有小毒。 |
| 归　　经 | 归肺经、大肠经。 |
| 日常用法 | 内服：生品入煎剂宜后下。 |
| 用量建议 | 6～9克。 |

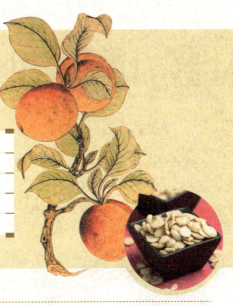

**中药简介**　杏仁为蔷薇科植物山杏、西伯利亚杏及东北杏的干燥成熟种子，产于东北、华北、西北、长江流域等地区。夏季采收成熟果实，除去果肉及核壳，取出种子，晒干。

**功效主治**　1. 用于多种类型的咳喘。2. 用于肠胃燥热或肠液亏虚引起的便秘。3. 杏仁霜可用于大便稀薄而咳喘，炒杏仁可用于脾胃虚弱而咳喘。

**常用配伍**

| 杏 仁 ✚ 紫 苏 | 两者配伍，可加强解表散寒、止咳祛痰的作用，多用于治外感风寒所致的咳嗽。 |
|---|---|
| 降气止咳　　解表化痰 | |
| 杏 仁 ✚ 桔 梗 | 两者配伍，有宣降肺气、止咳祛痰的作用，多用于治风寒咳嗽、痰多等症。 |
| 降气止咳　　宣肺祛痰 | |

**服用禁忌**　1. 苦杏仁有小毒，不可过量服用。2. 婴儿、阴虚劳嗽、大便稀薄者慎用。

## ◆ 古今验方 ◆

◎**耳出脓汁**。杏仁炒黑，捣膏绵裹纳入，日三四易之妙。（《梅师方》）

◎**鼻中生疮**。杏仁研末，乳汁和敷。（《千金方》）

◎**白癜风斑**。杏仁连皮尖，每早嚼二七粒，揩令赤色。夜卧再用。（《圣济总录》）

◎**利喉咽，去喉痹，痰唾咳嗽，喉中热结生疮**。苦杏仁去皮熬令赤，和桂末，研如泥，绵裹如指大，含之。（《本草拾遗》）

# 1 润肠通便 杏仁茶

### 材料

苦杏仁、冬瓜子、麻子仁各10克。

### 做法/用法

将所有材料放在热水中浸泡8～10分钟，去皮后捣烂，置于锅中，加入适量清水搅匀，烧沸即成。

代茶温饮，每日1～2剂。

**药膳功效**

　　苦杏仁具有止咳平喘、润肠通便的功效，冬瓜子具有清肺化痰的功效。此茶饮适用于大便干结、腹痛不适、口干舌燥者。

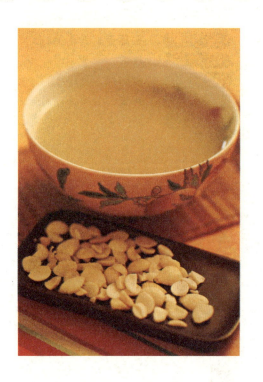

# 2 适于慢性支气管炎 萝卜杏仁煮牛肺

### 材料

白萝卜500克，苦杏仁15克，牛肺250克。

### 调料

生姜汁、料酒各适量。

### 做法/用法

❶将白萝卜洗净，切块；苦杏仁去皮尖；牛肺入沸水中余烫后加入适量生姜汁、料酒，并用大火炒。

❷加水适量，将上述材料同煮即成。

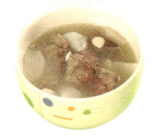

# 苏子

止咳平喘药

**消痰平喘，润肠通便**

| 别　　名 | 紫苏子、黑苏子。 |
|---|---|
| 性　　味 | 性温，味辛。 |
| 归　　经 | 归肺经、大肠经。 |
| 日常用法 | 煎服，微炒捣碎用等。 |
| 用量建议 | 3～9克。 |

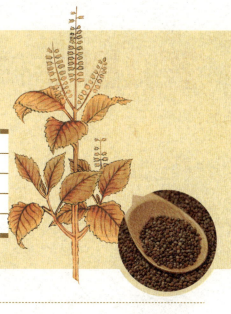

**中药简介**　　苏子为唇形科植物紫苏的干燥成熟果实。秋季果实成熟时采收，除去杂质，晒干。以粒大饱满、色灰棕、种子油性足者为佳。

**功效主治**　　1. 用于痰阻气滞、咳嗽痰多、气逆作喘。2. 用于大便干燥。3. 用于冠心病、高脂血症等。4. 用于蛇、犬咬伤。

**常用配伍**

| **苏 子** + **贝 母** | 两者配伍，有降气化痰、平喘的作用，多 |
|---|---|
| 降气平喘　　清肺祛痰 | 用于治痰湿壅滞所致的喘咳、痰多等症。 |
| **苏 子** + **半 夏** | 两者配伍，有降逆、平喘、化痰的作 |
| 降气平喘　　降逆祛痰 | 用，多用于治气逆痰盛引起的喘咳。 |

**服用禁忌**　1. 脾虚大便稀薄、腹泻、气虚者忌用。2. 阴虚喘咳者慎用。
3. 紫苏子与白苏子不可混用。

## ❰ 古今验方 ❱

◎**小儿久咳，喉内痰声如拉锯，老人咳嗽吼喘。** 苏子一钱，八达杏仁一两（去皮尖），年老人加白蜜二钱。共为末，大人每服三钱，小儿服一钱，白滚水送下。（《滇南本草》）

◎**顺气、滑大便。**紫苏子、麻子仁。上二味不拘多少，研烂，水滤取汁；煮粥食之。（《济生方》）

◎**食蟹中毒。**紫苏子煮汁饮之。（《金匮要略》）

# 1 祛瘀通便 苏子桃仁粥

## 材料

粳米100克，苏子20克，桃仁6克。

## 调料

盐适量。

## 做法/用法

❶将苏子去杂质，洗净，烘干，研成细末；将桃仁去杂质，洗净。

❷将粳米洗净，浸泡至软；将粳米、桃仁放入锅内，加适量清水，大火烧沸后改用小火炖煮至八成熟，加入苏子末、适量盐，搅拌均匀，继续熬煮成粥。每日1次，每次100克。

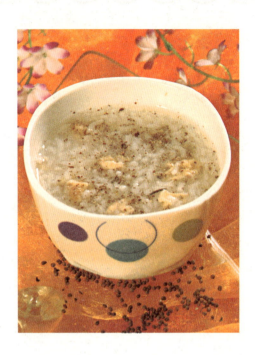

# 2 润肠通便 滋阴养胃 苏子麻仁粥

## 材料

粳米50克，火麻仁、苏子各40克。

## 做法/用法

❶将两味药洗净，烘干，打成细末，加入适量热水，用力搅匀为药汁，备用。

❷将粳米淘净，浸泡至软，放入锅内，加入药汁，用中火熬成粥。可每日1次，佐餐食用。

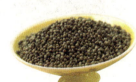

火麻仁

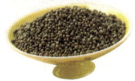

苏子

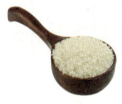

粳米

# 枇杷叶

止咳平喘药

**化痰止咳，和胃降逆**

| 别　名 | 巴叶、芦橘叶。 |
|---|---|
| 性　味 | 性微寒，味苦。 |
| 归　经 | 归肺经、胃经。 |
| 日常用法 | 内服：煎汤，熬膏或入丸、散。 |
| 用量建议 | 9～15克。 |

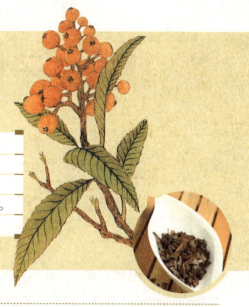

**中药简介**　　枇杷叶为蔷薇科常绿小乔木枇杷的叶。全年均可采收，晒至七八成干时，扎成小把，再晒干。主产于广东、江苏、浙江、福建、湖北等地。

**功效主治**　　1.用于肺热引起的咳嗽、痰黄稠、口苦咽干等。2.用于胃热引起的呕吐。

**常用配伍**

| 枇杷叶 + 半夏 | 两者配伍，可加强降逆止呕的作用，多用于治气逆湿阻所致的呕吐、恶心及气逆痰郁所致的咳嗽等。 |
|---|---|
| 清肺泻热　燥湿化痰 | |
| 枇杷叶 + 麦门冬 | 两者配伍，有清肺止咳、除烦的作用，多用于治心烦口渴、肺热咳嗽。若与贝母配伍，则效果更好。 |
| 清肺止咳　润肺生津 | |

**服用禁忌**　枇杷叶苦降，因此胃寒呕吐及风寒咳嗽者忌用。

## 古今验方

◎**温病发哕，因饮水多者。**枇杷叶（去毛炙香）、茅根各半斤，水四升，煎二升，稍稍饮之。（《古今录验方》）

◎**反胃呕哕。**枇杷叶（去毛炙香）、丁香各一两，人参二两，为末。每服三钱，水一盏，姜三片，煎服。（《圣惠方》）

◎衄血不止。枇杷叶去毛，焙，研末。茶服一二钱，日二。（《普济方》）

◎酒糟鼻。枇杷叶、栀子仁等分，为末。每服二钱，温酒调下，日三服。（《本事方》）

◎痔疮肿痛。枇杷叶蜜炙，乌梅汤肉焙，为末。先以乌梅汤洗，贴之。（《本草集要》）

◎痘疮溃烂。枇杷叶煎汤洗之。（《丹溪摘玄》）

**药膳养生** **1** **清肺热** # 枇杷菊花粥

### 材料

粳米50克，枇杷叶15克，菊花、桑叶各10克。

### 调料

冰糖适量。

### 做法/用法

❶将枇杷叶、菊花、桑叶用纱布袋装好，放入锅中，加1000毫升水，煎煮成200毫升。

❷加入洗净的粳米，共煮成粥。熟时加适量冰糖调味即可。

**药膳功效**

枇杷叶清肺止咳，桑叶疏散风热、清肺润燥，菊花散风清热，三者都具有清肺热的功效，而"肺主皮毛"，所以，此粥可抑制皮肤皮脂分泌，具有防治粉刺的作用。

**2** **治肺热型痤疮** # 枇杷绿豆粥

### 材料

枇杷叶15克，玫瑰花10克，绿豆、海带块各30克。

### 调料

红糖适量。

### 做法/用法

❶将枇杷叶、玫瑰花用纱布包好；将绿豆、海带块洗净，泡软。

❷将所有材料放入砂锅同煮30分钟，加入适量红糖，稍煮即可。

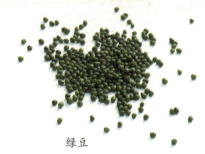

绿豆

# 桑白皮

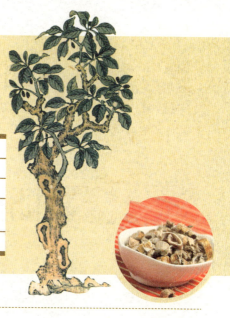

止咳平喘药

**泻肺平喘，利水消肿**

| 别　　名 | 桑根皮、桑皮、白桑皮。 |
|---|---|
| 性　　味 | 性寒、味甘。 |
| 归　　经 | 归肺经。 |
| 日常用法 | 内服：煎汤或入散剂。外用：捣汁涂或煎水洗。 |
| 用量建议 | 6~12克。 |

**中药简介**　　桑白皮为桑科植物桑的干燥根皮。秋末叶落时至次春发芽前采挖根部，刮去黄棕色粗皮，纵向剖开，剥取根皮，晒干。

**功效主治**　　用于肺热咳喘、尿少、面部浮肿等症。

**常用配伍**

**桑白皮** + **阿　胶**
泻肺平喘　　补血养阴

两者配伍，补泻兼施，可加强补血养阴、润肺止咳、泻肺平喘的作用，多用于治肺阴亏虚，或燥邪伤肺之咽喉疼痛、咳喘少痰、痰中带血。

**桑白皮** + **陈　皮**
润肺平喘　　理气调中

两者配伍，有清肺泻热、燥湿化痰、止咳平喘的作用，多用于治肺热咳喘、痰多。

**服用禁忌**　　肺虚无火、小便多及风寒咳嗽者忌用。

## 古今验方

◎产后下血。炙桑白皮，煮水饮之。（《肘后方》）

◎发槁不泽。桑根白皮、柏叶各一斤，煎汁沐之即润。（《圣惠方》）

◎小儿鹅口。桑白皮汁，和胡粉涂之。（《子母秘录》）

◎小儿唇肿。桑木汁涂之，即愈。（《圣惠方》）

# 1 清肺化痰 桑白皮茯苓健脾汤

## 材料

鱼腥草、败酱草、薏苡仁各25克，黄芩、贝母、杏仁各9克，桑白皮15克，茯苓、炒白术各12克，桔梗、炙甘草各6克。

## 做法/用法

将上述所有药材用水煎服。

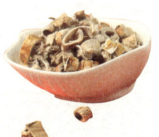

桑白皮

# 2 润肺泻热 桑白皮茶

## 材料

桑白皮20克，陈皮10克。

## 做法/用法

❶将桑白皮和陈皮用水过滤。
❷将过滤后的材料置于砂锅中，加适量水煎煮20分钟（药渣可再煎服用）。或者将材料切碎，加沸水冲泡，可续冲。代茶温饮，每日1剂。

### 药膳功效

桑白皮能泻肺平喘、利水消肿，搭配具有理气功效的陈皮，具有清肺泻热、理气化痰的功效，适用于因吸烟所致的肺热咳嗽、咳痰等症。

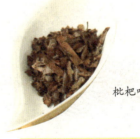

枇杷叶

# 3 清解肺热 枇杷叶膏

## 材料

夏枯草12克，枇杷叶、桑白皮、金银花、黄芩各9克，黄连、生甘草各3克，海浮石30克。

## 做法/用法

先将枇杷叶洗净去毛，海浮石煎1次，再将所有材料加水共煎。
口服，每日1剂。

# 白果

敛肺平喘，止带缩尿

| 别　名 | 白果仁、灵眼、佛指甲。 |
|---|---|
| 性　味 | 性平，味甘、苦、涩，有毒。 |
| 归　经 | 归肺经、肾经。 |
| 日常用法 | 内服：煎汤，捣汁或入丸、散。外用：捣敷。 |
| 用量建议 | 4.5～9克。 |

**中药简介**　白果为银杏科落叶大乔木银杏的干燥成熟种子，主产于广西、江苏、四川、河南、辽宁、山东等地。在秋季种子成熟时采收，除去肉质种皮外层，洗净，稍蒸或略煮，烘干，炒熟至有香气，即炒白果。白果生用毒性大，需严格控制剂量，但加热后毒性会降低，因此多用炒白果。

**功效主治**　用于外感风热、头痛目赤、咽喉肿痛、食滞气胀、口疮牙痛、风疹瘰疬、疝痛下痢等症。

**常用配伍**

| 白果 + 芡实 | 两者配伍，可加强止泻止带的作用，多用于治带下、泄泻等。 |
|---|---|
| 止泻止带　补脾益肾 | |
| 白果 + 款冬花 | 两者配伍，可加强止咳化痰的作用，多用于治咳嗽痰多。 |
| 敛肺定喘　降气止咳 | |

**服用禁忌**　1. 白果药性收敛，咳嗽痰稠不利者及儿童慎用。2. 有实邪者忌用。

## ❮ 古今验方 ❯

◎**头面癣疮**。生白果仁切断，频擦取效。（《秘传经验方》）

◎**下部疳疮**。生白果，杵，涂之。（《济急仙方》）

◎**乳痈溃烂**。银杏半斤。以四两研酒服之，以四两研敷之。（《救急易方》）

◎**牙齿虫露**。生银杏，每食后嚼一个，良。（《永类钤方》）

# 理气类

## 养生中药

　　凡具有舒畅气机、调整脏腑功能、消除气滞的药物，都被称为理气药，用于治疗气滞引起的胸腹疼痛等证候。

　　理气药性温，味多辛、苦，气味芳香，具有行气消胀、解郁止痛、降逆等功效，主要用于治疗气滞、气郁和气逆。

　　根据归经部位及治疗作用的不同，理气药可分为理脾和胃药、疏肝解郁药、疏肝和胃药和通宣理肺药四类。

　　**理脾和胃药**　适用于治饮食不节或思虑过度、劳伤心脾，致使脾胃气滞、气机紊乱而出现不思饮食、恶心呕吐、脘腹痞满胀痛、大便秘结或泻痢不爽等病症。代表中药有陈皮、枳实、沉香、檀香、厚朴、天仙藤等。

　　**疏肝解郁药**　适用于治情志失调、瘀血阻滞、寒暖不适导致的肝失疏泻，气机郁滞所引起的乳房胀痛、两肋胀痛、痛经、烦躁易怒、睾丸坠胀等病症。代表中药有香附、橘核等。

　　**疏肝和胃药**　适用于治情志不遂或肝失疏泻、横逆犯胃、胃失和降所致的不思饮食、胸胁胃脘胀满、攻冲作痛及恶心呕吐、苔黄脉弦等症。代表中药有佛手、玫瑰花等。

　　**通宣理肺药**　适用于治痰湿阻肺或外邪犯肺、肺失宣降、胸闷喘咳等所致的胸闷作痛、喘息、咳唾、胸背痛、短气的胸痹症。代表中药有陈皮、薤白等。

　　根据作用强弱的不同，理气药又可分为行气药（含调气、匀气、疏气、顺气药）、降气药、破气药三类。

　　本类药物大多辛温香燥，易耗气伤阴，且行气力强，故气弱阴虚者、孕妇慎用。另外，本类药物多含有挥发油成分，不宜久煎，以免影响药效。

# 陈皮

理气健脾，燥湿化痰

| 别　　名 | 贵老，橘皮。 |
|---|---|
| 性　　味 | 性温，味辛、微苦。 |
| 归　　经 | 归肺经、脾经。 |
| 日常用法 | 内服：煎汤或入丸、散。 |
| 用量建议 | 9～12克。 |

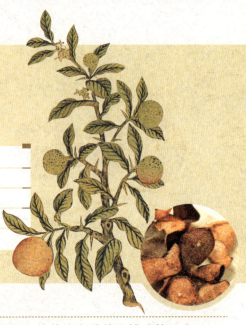

**中药简介**　陈皮为芸香科柑橘属植物橘及其栽培变种的干燥成熟果皮，10月以后采摘成熟果实，剥取果皮，阴干或晒干。主产于广东、福建等地。

**功效主治**　1. 用于脾胃气滞引起的腹胀腹满、恶心呕吐。2. 用于脾胃虚弱引起的消化不良。3. 用于痰湿内停引起的咳嗽痰多等。

**常用配伍**

**陈 皮 ＋ 厚 朴**
理气健脾　　专行气滞
两者配伍，可加强理气燥湿的作用，多用于治气滞湿郁、脾胃运化不健所致的积食、食欲不振、恶心等症。

**陈 皮 ＋ 生 姜**
化湿止呕　　温散气逆
两者配伍，有健脾胃、降逆止呕的作用，多用于治胃气不和、气逆呕吐等症。

**服用禁忌**　1. 气虚体燥、阴虚燥咳者忌用。2. 吐血及内有实热者慎用。3. 不宜多服、久服，易损伤元气。

### ❮ 古今验方 ❯

◎**男女伤寒并一切杂病呕哕，手足逆冷者**。橘皮汤。用橘皮四两，生姜一两，水二升，煎一升，徐徐呷之即止。（《仲景方》）

◎**化食消痰，胸中热气**。用橘皮半两微熬，为末。水煎代茶，细呷。（《食医心镜》）

◎**产后尿不通者**。陈皮一两去白为末，每空心温酒服二钱，一服即通。此张不愚方也。（《妇人良方》）

## 1 增强免疫力 抗病菌 | 葱白陈皮茶

### 材料

葱白、陈皮各30克。

### 做法/用法

❶ 将葱白洗净，切成段；将陈皮洗净。

❷ 将上述材料一起放入砂锅中，加水，以小火煎煮10分钟左右，滤渣取汁。每日1剂，代茶温饮。

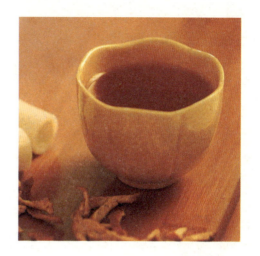

## 2 健胃 化痰 | 陈皮茶

### 材料

陈皮10克。

### 调料

蜂蜜适量。

### 做法/用法

将陈皮放入茶杯中用沸水冲泡，盖焖10分钟左右，之后依个人口味调入适量蜂蜜即可。

代茶饮用。放入冰箱冰镇后味道更好。

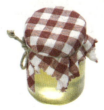

蜂蜜

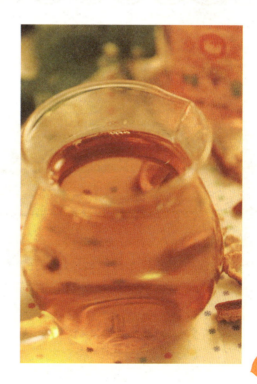

# 枳实

 理脾和胃药

**破气消积，化痰散痞**

| 别　　名 | 鹅眼枳实。 |
|---|---|
| 性　　味 | 性微寒，味苦、辛。 |
| 归　　经 | 归脾经、胃经、大肠经。 |
| 日常用法 | 内服：煎汤或入丸、散。外用：研末调涂或炒热熨。 |
| 用量建议 | 3～9克。 |

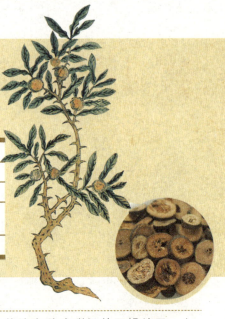

**中药简介**　　枳实为芸香科植物酸橙及其栽培变种或甜橙的干燥幼果，主产于江西、福建、湖南等地，其中江西所产的枳实（亦称"江枳实"）最地道。一般每年5—6月收集自然落地的果实，除去杂质，自中部横切开，晒干或低温干燥。

**功效主治**　　1. 用于食积不化引起的腹满腹胀、嗳气、大便不通等。2. 用于湿热积滞引起的泻痢后重。3. 用于痰滞气阻引起的胸痹、心下痞满等。4. 用于胃下垂、子宫脱垂、脱肛等。

**常用配伍**

| **枳实** + **白芍**<br>消积散痞　　和营敛阴 | 两者配伍，有破积止痛、行气和血的作用，多用于治气血积滞所致的腹痛。 |
|---|---|
| **枳实** + **瓜蒌**<br>破气消积　　宽胸散结 | 两者配伍，有行气散结的作用，多用于治痰气互结所致的胸痹、胸痛。 |

**服用禁忌**　　脾胃虚弱、体虚久病者及孕妇慎用。

## 古今验方

◎**胸痹心中痞，留气结在胸，胸满，胁下逆抢心**。枳实四枚，厚朴四两，薤白半斤，桂枝一两，栝楼一枚（捣）。右五味，以水五升，先煮枳实、厚朴，取二升，去滓，内诸药，煮数沸，分温三服。（《金匮要略》）

◎**大便不通**。枳实、皂荚等分。为末，饭丸，米饮下。（《世医得效方》）

# 1 强身养胃 健脑降压 淮山枳实炖鸭汤

## 材料

鸭子1只，淮山药、陈皮各15克，枳实4枚，桂圆20克。

## 调料

盐适量。

## 做法/用法

❶ 将上述药材洗净；将陈皮用清水泡软；将淮山药切片。

❷ 将鸭子去除内脏，洗净，切块。

❸ 将所有药材放入汤煲内，加入适量清水，大火煮沸，加入鸭子块煮5分钟后撇去血沫，转中火炖3～4小时，之后加适量盐调味即可。

### 药膳功效

枳实健脾补胃，淮山药滋阴养肺、固肾，与桂圆、鸭子、陈皮一起炖汤，可加强补脑养阴、调中益气、降压强身的功效。这道汤男女老少皆宜，对熬夜族、脑力劳动者尤其适用。

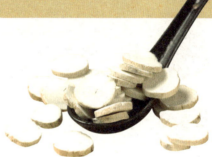

淮山药

# 2 冠心病、心绞痛适用 枳实桂枝汤

## 材料

枳实12克，厚朴200克，薤白250克，桂枝50克，瓜蒌实1枚（捣碎）。

## 做法/用法

❶ 将枳实、厚朴用10碗水煎，煎至4碗水时，去渣留汁。

❷ 放入其他药材，煮数沸即可。
每日1剂，分3次温服。

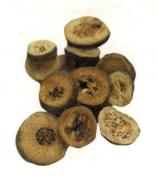

枳实

# 沉香

理脾和胃药

**降气温中，暖肾助阳**

| 别　　名 | 蜜香、沉水香。 |
|---|---|
| 性　　味 | 性温，味辛、苦。 |
| 归　　经 | 归脾经、胃经、肾经。 |
| 日常用法 | 内服：煎汤（宜后下），磨汁冲服或入丸、散。 |
| 用量建议 | 1.5～3克。 |

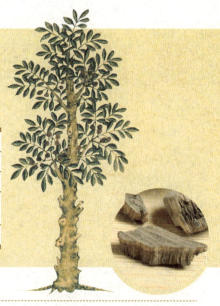

**中药简介**　　瑞香科乔木植物沉香或白木香在受到自然界的伤害（如雷击、风折、虫蛀等）或人为破坏以后，在自我修复的过程中分泌出的油脂受到真菌的感染所凝结成的树脂及其周围的木材合称沉香。

**功效主治**　　用于气逆喘息、呕吐呃逆、脘腹胀痛、腰膝虚冷、小便气淋、男子精冷等症。

## 常用配伍

| 沉　香 ＋ 莱菔子 | 两者配伍，可加强祛痰止喘的作用，多用于治肾虚不纳、痰气上逆所致的腹胀。 |
|---|---|
| 降气纳肾　　降气祛痰 | |
| 沉　香 ＋ 紫苏 | 两者配伍，有温中理气、降逆止呕的作用，多用于治脾胃虚寒所致的呕吐、呃逆及妊娠恶阻。 |
| 降逆温中　　宽中理气 | |

**服用禁忌**　　阴亏火旺、气虚下陷者慎用。

## 《 古今验方 》

◎**阴虚，肾气不归原。**沉香磨汁数分，以麦门冬、怀熟地各三钱，茯苓、山药、山茱萸肉各二钱，牡丹皮、泽泻、广陈皮各一钱。水煎，和沉香汁服。（《本草汇言》）

◎**七情伤感，上气喘息，胸膈满闷，不思饮食。**人参、槟榔、沉香、天台乌药，上各浓磨，水和作七分盏，煎三五沸，放温服。或下养正丹尤佳。（《严氏济生方》）

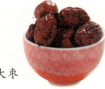
大枣

## 药膳养生 1 补脾养血 健胃安神 沉香姜枣茶

### 材料

生姜450克，大枣适量（去核），甘草100克，丁香、沉香各20克。

### 做法/用法

❶将所有材料共研成粗末，调匀，备用。
❷每次取15～25克，煎服或泡水。代茶饮，每日数次。

## 2 调气血 润皮肤 容颜不老方

### 材料

生姜500克，大枣10颗（去核），丁香、沉香各15克。

### 调料

茴香粉、盐适量。

### 做法/用法

将生姜、大枣、丁香、沉香捣为粗末，加入茴香粉、盐，调匀备用。每日煎服或开水泡服，每次10～15克。

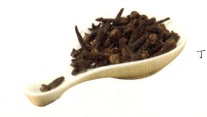
丁香

## 闲话本草

　　自古以来，民间就有"沉檀龙麝"之说。"沉"是指沉香，"檀"是指檀香，"龙"是指龙涎香，"麝"就是麝香，这四种香品是举世闻名的四大珍稀名贵香料。在制作高级的香料、香水时，沉香是必不可少的重要原料。

　　沉香珍稀、历史悠久。《本草纲目》中记载其有调中、补五脏、益精壮阳的作用，它可以纳气平喘、通气安神，还可以治疗消化系统疾病和心脏病。

　　沉香除了能直接入药，还能冲泡服用，或者切成小片、研成粉末来熏烧——其烟气有稳定心神的功效。

　　现在，沉香还被雕刻成各种工艺品，或者制成手串、念珠之类的饰品。

# 檀香

理脾和胃药

**理气温中，散寒止痛**

| 别　　名 | 白檀香、黄檀香、真檀。 |
|---|---|
| 性　　味 | 性温，味辛。 |
| 归　　经 | 归肺经、脾经、胃经。 |
| 日常用法 | 内服：煎汤（后下）或入丸、散。外用：磨汁涂。 |
| 用量建议 | 1～3克。 |

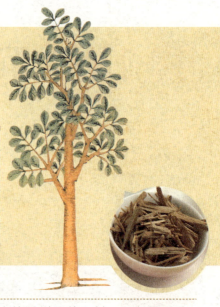

**中药简介**　　檀香为檀香科植物常绿小乔木檀香树干的心材，一年四季均可采伐，以夏季采得者质量为最佳。采伐后切小段，除去边材，入药。

**功效主治**　　1. 用于寒凝气滞引起的胸痛、腹痛、胃痛等。2. 用于胃寒食少、呕吐清水等。3. 用于冠心病等。

**常用配伍**

| 檀　香 ＋ 木　香 | 两者配伍，可加强行气止痛、健胃的作 |
|---|---|
| 理气温中　　行气止痛 | 用，多用于治气滞所致的胸腹胀满。 |
| 檀　香 ＋ 石菖蒲 | 两者配伍，有健胃宁神的作用，多用于 |
| 行气健胃　　宁神健脾 | 治神志不清、食欲不振、腹胀等。 |

**服用禁忌**　阴虚火旺或气热出血者忌用。

**〔 古今验方 〕**

◎**心腹诸痛，属半虚半实者。**丹参一两，白檀香、砂仁各一钱半。水煎服。（《医学金针》）

◎**解恶毒风肿。**白檀香、沉香各一块，重一分，槟榔一枚。上三味各于砂盆中以水三盏细磨取尽，滤去滓，银石铫内煎沸，候温，分作三服。（《圣济总录》）

# 药膳养生 1 活血化瘀 红花檀香饮

## 材料

檀香、红花各5克，绿茶2克。

## 调料

红糖30克。

## 做法/用法

用沸水冲泡所有材料，加盖闷5分钟，最后加红糖调味即可。

### 药膳功效

此茶饮适用于月经量少、小腹胀痛、经色紫暗有血块者。同时，其还有美容的作用。

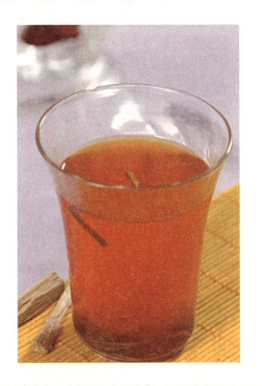

# 2 健脾醒酒 醒酒汤

## 材料

檀香100克，橙皮、陈皮各300克，葛花、绿豆花各150克，人参、豆蔻仁各50克。

## 调料

盐适量。

## 做法/用法

水煎所有材料，加适量盐调味即可。

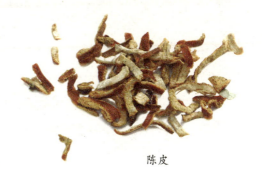

陈皮

# 香附

疏肝解郁药

疏肝理气，调经止痛

| 别　　名 | 莎草、雷公头。 |
|---|---|
| 性　　味 | 性平，味辛、微苦、微甘。 |
| 归　　经 | 归肝经、三焦经。 |
| 日常用法 | 内服：煎汤或入丸、散。外用：研末撒、调敷或做成饼热熨。 |
| 用量建议 | 6~12克。 |

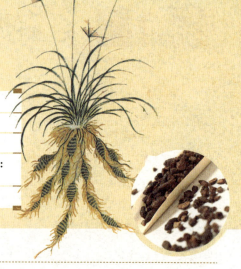

**中药简介**

　　香附为莎草科植物莎草的根茎。一般在秋季采挖，洗净，燎去毛须，置于沸水中略煮或蒸透，晒干，或燎后直接晒干。用米醋拌香附片，浸润至透，用小火炒干，放凉，即醋香附。醋香附的止痛效力更强。

**功效主治**

　　1. 用于肝郁气滞引起的胸、胁、腹胀痛等。2. 用于肝气郁结引起的乳房胀痛、月经不调、闭经。3. 用于寒滞肝脉引起的疝气疼痛、痛引少腹等。4. 用于男子心肺两虚。

**常用配伍**

| 香附 + 柴胡 | 两者配伍，可加强理气解郁的作用，多用于治胸胁胀痛、肝气郁结所致的月经不调、痛经等。 |
|---|---|
| 理气解郁　疏肝解郁 | |
| 香附 + 当归 | 两者配伍，有活血、调经、止痛的作用，多用于治月经不调、气滞血瘀所致的痛经等。 |
| 调经止痛　补血活血 | |

**服用禁忌**　　气虚无滞、阴虚或血热者忌用。

《 **古今验方** 》

◎**一品丸，治气热上攻，头目昏眩，及治偏正头痛**。大香附去皮，水煮一时，捣晒焙研为末，炼蜜丸弹子大。每服一丸，水一盏，煎八分服。女人，醋汤煎之。（《本草简要方》）

◎**湿肿虚肿**。香附去皮，米醋煮干，焙研为末，米醋糊丸服。久之败水从小便出。神效。（《经验良方》）

**药膳养生**

**1** **行气健脾 疏肝解郁** # 陈皮香附蒸乳鸽

### 材料

陈皮（润软，切丝）6克，制香附9克，净乳鸽1只，生姜片、葱段各适量。

### 调料

盐适量，绍酒10克。

### 做法/用法

将所有材料和调料放入炖盅中，加适量清水，用大火隔水蒸40分钟即可。
每日2次，吃乳鸽喝汤。

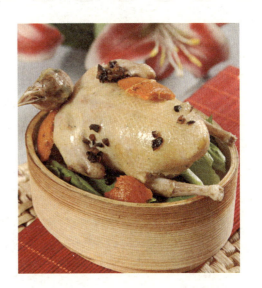

**2** **疏肝理气 解郁散结** # 香附路路通蜜饮

### 材料

香附、路路通各20克，郁金、金橘叶各10克。

### 做法/用法

将所有材料水煎，滤渣留汁。上午和下午分服。

**3** **适用于慢性头痛** # 香附川芎茶

川芎

### 材料

香附（炒）100克，川芎50克，茶叶5克。

茶叶

### 做法/用法

将香附、川芎同研细末。将茶叶置于杯中，冲入沸水，闷泡10分钟，取茶水，加入药末，再闷15分钟调匀即可。
代茶频饮，每日1～2剂。

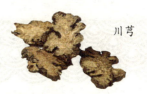

# 薤白

行气导滞，通阳散结

| 别 名 | 野薤、野葱、薤白头。 |
|---|---|
| 性 味 | 性温，味辛、苦。 |
| 归 经 | 归肺经、胃经、大肠经。 |
| 日常用法 | 内服：煎汤或入丸、散。外用：捣敷或捣汁涂。 |
| 用量建议 | 9～15克。 |

**中药简介**　　薤白属于百合科多年生草本植物小根蒜和薤的地下鳞茎。一般每年5月采挖，去苗，洗净，晒干，生用。

**功效主治**　　1. 用于气滞引起的泻痢里急后重。2. 用于寒痰湿浊凝滞引起的胸闷疼痛、咳喘等。3. 用于胸痹。4. 用于胸腹胀满、泻痢后重。5. 用于女性赤白带下。6. 用于解毒补虚。

## 常用配伍

| **薤 白** + **丹 参**<br>通阳散结　　活血通经 | 两者配伍，有活血散瘀的作用，多用于治心血瘀阻所致的心痛、胸痛。 |
|---|---|
| **薤 白** + **桂 枝**<br>温中下气　　活血通脉 | 两者配伍，有助心阳的作用，多用于治心阳不振所致的心悸、失眠等症。 |

**服用禁忌**　1.脾胃虚弱、阴虚或发热者慎用。2.溃疡者忌用。3.胃气虚寒者不宜多用。

### 《古今验方》

◎**赤白痢下。** 薤白一握，同米煮粥，日食之。（《食医心镜》）

◎**小儿疳痢。** 薤白生捣如泥，以粳米粉和蜜作饼，炙熟与食。不过三两服。（《杨氏产乳》）

◎**妊娠胎动，腹内冷痛。** 薤白一升，当归四两，水五升，煮二升，分三服。（《古今录验》）

# 理血类

## 养生中药

　　凡能调理血分、治疗血分疾病的药物，都被称为理血药。血分疾病包含血虚、血热、血瘀、出血四个方面的病症。治疗时，血虚宜补血，血热宜凉血，血瘀宜活血，出血宜止血。

　　补血、凉血在补益药和清热药中均有阐述，所以本部分只介绍活血祛瘀药和止血药两类。

　　**活血祛瘀药**　活血祛瘀药是以通畅血行、消除瘀血、治疗瘀血证为主要作用的药物，又称活血化瘀药，简称活血药，或化瘀药。此种药味多辛、苦，主归肝经、心包经，入血分，善于走散通行，有活血化瘀的作用，用于治闭经、痛经，产后恶露不尽、出血紫黯夹有瘀块，中风半身不遂、肢体麻木，关节痹痛日久不愈，跌打损伤，痈疽疮疡等症。代表中药有川芎、郁金、丹参等。

　　活血祛瘀药主治范围包含内、妇、儿、外、伤各科。凡一切瘀血阻滞之症，均可用之，且常与理气药配伍，从而增强活血祛瘀的效能。但是，此类药耗血动血，月经过多的女性、孕妇及其他患出血证而无瘀血现象者忌用。

　　**止血药**　止血药是以制止体内外出血为主要作用的药物，主要适用于咯血、咳血、衄血、吐血、便血、尿血、崩漏、紫癜及外伤出血等内外出血病症。代表中药有三七、白及、大蓟、炮姜、艾叶等。根据其药性的寒、温、散、敛，止血药可分为凉血止血药、化瘀止血药、收敛止血药、温经止血药四类。

　　止血药多炒炭后用，因为炒炭后其性苦、涩，可加强止血功效，但对出血初期和有瘀者不适用，易产生瘀血阻络的痹证，反而失去止血效果。

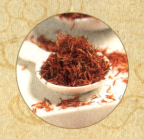 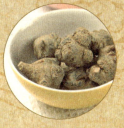 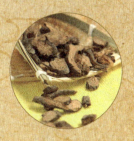

# 川芎

活血行气，祛风止痛

| 别　　名 | 芎𦼔、雀脑芎、京芎。 |
|---|---|
| 性　　味 | 性温，味辛。 |
| 归　　经 | 归肝经、胆经、心包经。 |
| 日常用法 | 内服：煎汤，研末或入丸、散。外用：适量，研末撒或煎汤漱口。 |
| 用量建议 | 3～9克。 |

**中药简介**　　川芎为伞形科植物川芎的干燥根茎。夏季，当茎上的节盘显著突出并略带紫色时采挖，除去泥沙，晒后烘干，去须根。

**功效主治**　　用于头痛眩晕、月经不调、闭经、痛经、产后瘀滞腹痛、癥瘕肿块、胸胁疼痛、风寒湿痹、跌打损伤、痈疽疮疡等症。

## 常用配伍

| 川芎 + 当归 | 两者配伍，可加强补血、养血、止痛的作用，多用于治月经不调、产后瘀滞腹痛、风寒湿痹等症。 |
|---|---|
| 行气止痛　补血活血 | |
| 川芎 + 防风 | 两者配伍，有活血行气、散寒止痛的作用，多用于治身体痛、风寒头痛、风湿疼痛等症。 |
| 祛风止痛　散寒止痛 | |

**服用禁忌**　　1. 阴虚火旺、上盛下虚及气弱者忌用。2. 月经过多、有出血性疾病者及孕妇慎用。

### 《 古今验方 》

◎**偏头风痛。**京芎细锉，浸酒日饮之。（《斗门方》）

◎**崩中下血，昼夜不止。**用芎𦼔一两，清酒一大盏，煎取五分，徐徐进之。（《千金方》）

◎**齿败口臭。**水煎芎煅含之。（《广济方》）

◎**诸疮肿痛。**抚芎煅研，入轻粉，麻油调涂。（《普济方》）

# 1 活血行气 散风止痛 川芎茯苓当归粥

## 材料

川芎9克，茯苓、当归各15克，薏苡仁60克，粳米150克。

## 调料

蜂蜜适量。

## 做法/用法

❶ 以水煎所有药材，去渣留汁。

❷ 将薏苡仁、粳米浸泡至软，与药汁共同放入锅中，用小火煮，粥熟后，依据个人口味加入适量蜂蜜调味即可。

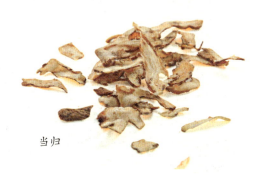

当归

# 2 祛风散寒 活血通络 川芎白芷炖鱼头

## 材料

川芎片、白芷片各15克，净鱼头1个，生姜片、葱段、蒜块各适量。

## 调料

盐、料酒各适量。

## 做法/用法

将所有材料及适量料酒共同炖煮，炖熟后放入适量盐调味即可。

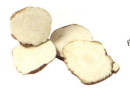

白芷

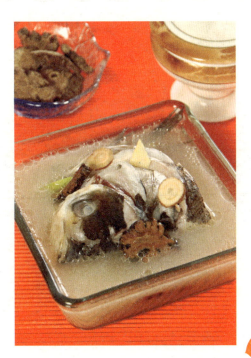

# 郁金

行气解郁，凉血破瘀

| 别　名 | 玉金、白丝郁金、黄郁。 |
|---|---|
| 性　味 | 性寒，味辛、苦。 |
| 归　经 | 归心经、胆经、肝经。 |
| 日常用法 | 内服：煎汤，磨汁或入丸、散。 |
| 用量建议 | 3～6克。 |

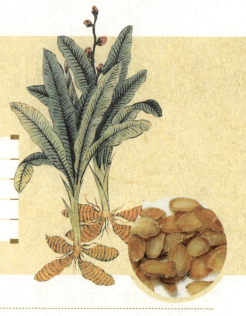

**中药简介**　郁金为姜科植物姜黄、郁金或莪术的块根。冬春采挖，摘取块根，除去须根，洗净泥土，入沸水中煮或蒸至透心，取出，晒干。

**功效主治**　用于胸腹胁肋诸痛、失心癫狂、热病神昏、吐血、衄血、尿血、血淋、女性痛经、黄疸等症。

**常用配伍**

| 郁　金 + 丹　参 | 两者配伍，可加强祛瘀止痛的作用，多用于治血热有瘀所致的心胸痹痛等症。 |
|---|---|
| 凉血止痛　行血除烦 | |
| 郁　金 + 茵　陈 | 两者配伍，有清热凉血、利湿退黄的作用，多用于治黄疸胁痛、胸胁痞满、尿少、食欲不振等症。 |
| 活血凉血　清利湿热 | |

**服用禁忌**　1.阴虚失血及无气滞血瘀者忌用。2.孕妇慎用。3.气虚胀滞者禁用。

⟨ 古今验方 ⟩

◎**厥心气痛，不可忍**。郁金、附子、干姜等分，为末。醋糊丸梧子大，朱砂为衣。每服三十丸，男酒女醋下。（《奇效方》）

◎**自汗不止**。郁金末，卧时调涂于乳上。（《集简方》）

◎**尿血不定**。郁金末一两，葱白一握，水一盏，煎至三合，温服，日三服。（《经验方》）

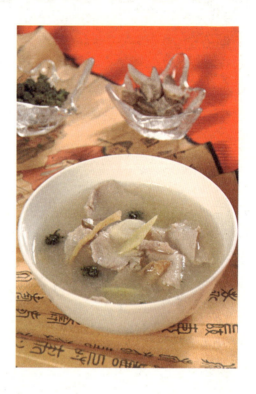

## 药膳养生 1 健脾疏肝 郁金瘦肉汤

### 材 料

郁金15克，猪瘦肉片90克，党参18克，三七花12克，蒜瓣、葱段、生姜片各适量。

### 调 料

盐适量。

### 做法/用法

❶以水煎郁金、三七花，去渣留汁。
❷加入猪瘦肉片、党参，小火煮至肉熟烂，加入适量的蒜瓣、生姜片、葱段、盐即可。

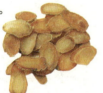

郁金

## 2 疏肝解郁 理气行滞 郁金甘草绿茶

### 材 料

郁金（醋制）10克，甘草5克，绿茶3克。

### 做法/用法

将郁金、甘草洗净，放入砂锅中，加入适量清水，先用中火煮沸，再改用小火煮10～15分钟，然后放入绿茶，继续煮5分钟即可。
每日1剂，可随时服用。

### 药膳功效

绿茶能够清除人体毒素、消脂抗癌，甘草具有解毒、止痛、抗菌等功效，郁金能行气解郁、凉血破瘀，三者搭配非常适合肝气郁结的人饮用。但腹胀满、呕吐者及孕妇要慎用此茶饮。

# 丹 参

 活血祛瘀药

**祛瘀止痛，活血调经**

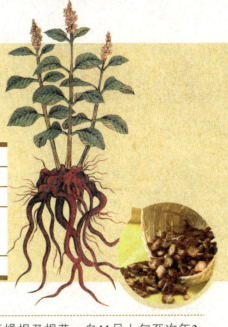

| 别　名 | 红根、大红袍、血参根。 |
|---|---|
| 性　味 | 性微寒，味苦。 |
| 归　经 | 归心经、心包经、肝经。 |
| 日常用法 | 内服：煎汤或入丸、散，浸酒、泡茶。外用：熬膏涂，或煎水熏洗。 |
| 用量建议 | 9～15克。 |

**中药简介**　　丹参为唇形科植物丹参的干燥根及根茎。自11月上旬至次年3月上旬均可采收，以11月上旬采挖最宜。将根挖出，除去泥土、根须，晒干。

**功效主治**　　用于胸腹刺痛、月经不调、经闭痛经、风湿痹痛、心烦失眠、心绞痛等症。

## 常用配伍

| 丹　参 + 当　归 | 两者配伍，可加强活血调经的作用，多 |
|---|---|
| 活血凉血　补血行血 | 用于治月经不调或产后恶露不尽等症。 |
| 丹　参 + 瓜　蒌 | 两者配伍，有活血散结的作用，多用于 |
| 凉血消肿　化痰散结 | 治乳痈、胸部刺痛等症。 |

**服用禁忌**　　1.无瘀血者慎用。2.不宜与藜芦同用。

### 古今验方

◎**治妇人经脉不调，产前胎不安，产后恶血不下，兼治冷热劳，腰脊痛，骨节烦疼。**将丹参洗净，切晒为末。每服二钱，温酒调下。（《妇人良方》）

◎**妊娠胎堕，下血不止。**丹参十二两，细切，以清酒五升，煮取三升，温服一升，日三。（《千金方》）

◎**惊痫发热。**丹参摩膏：用丹参、雷丸各半两，猪膏二两，同煎七上七下，滤去滓，盛之。每以摩儿身上，日三次。（《千金方》）

## 1 缓解冠心病症状 丹参茶

### 材料

丹参9克，绿茶3克。

### 做法/用法

将丹参研成细末，与绿茶同用沸水冲泡，闷5分钟即可。每日1剂，多次饮用。

**药膳功效**

丹参是滋养佳品，可活血化瘀、宁心安神，多用于月经不调、胸腹刺痛、心烦失眠等。此茶适于心动过速的冠心病患者饮用。

## 2 活血化瘀 宁心安神 丹参饮

### 材料

丹参15克。

### 调料

冰糖适量。

### 做法/用法

❶取丹参，加水适量，煎煮20分钟，去渣取汁。

❷加适量冰糖调味，微甜即可。

冰糖

**闲话 本草**

丹参是活血化瘀的代表性中药。研究表明，丹参能改善周围循环和微循环，具有明显的抗血栓形成和溶解血栓作用，对缺血心肌有显著的保护作用，且有降脂和抗动脉粥样硬化的作用。因此，丹参对心脏病引起的血瘀证具有良好的治疗效果。经典方如下。

◎三七丹参颗粒：三七100克，丹参15克。水煎取浓汁，加白糖适量，干燥成颗粒。每次20克，温水溶化饮。也可将二药研为细末，每次10克，加糖适量，泡茶饮。本方可活血化瘀、降血脂、增加冠脉流量，用于心绞痛。

◎丹红酒：丹参60克，红花、月季花各15克。以白酒500克浸渍。每次饮1～2小杯。本方用于血瘀经闭、月经不调、痛经，也用于心绞痛。

◎丹参玉竹饮：丹参、玉竹、山楂各15克。煎水饮。本方以丹参活血化瘀，并同玉竹、山楂降血脂，可用于心绞痛、动脉粥样硬化、高脂血症。

# 红花

活血通经，祛瘀止痛

| 别　　名 | 黄蓝花、红蓝花、草红花。 |
|---|---|
| 性　　味 | 性温，味辛。 |
| 归　　经 | 归心经、肝经。 |
| 日常用法 | 内服：干者煎汤，入散剂或浸酒；鲜者捣汁。外用：研末撒。 |
| 用量建议 | 3～9克。 |

**中药简介**　　红花为菊科植物红花的花，5—6月，当花瓣由黄变红时采摘管状花冠，晒干、阴干或烘干。

**功效主治**　　用于痛经、血滞经闭、恶露不行、癥瘕积聚、疮疡肿痛、跌打损伤等症。

**常用配伍**

| 红花 + 川芎 | 两者配伍，可加强活血化瘀的作用，多用于治血滞脉络所致的周身疼痛等症。 |
|---|---|
| 祛瘀止痛　活血行气 | |
| 红花 + 桃仁 | 两者配伍，相须为用，有活血化瘀、止痛的作用，多用于治女性血滞经闭、血瘀腹痛或血瘀肿痛等症。 |
| 通经止痛　活血化瘀 | |

**服用禁忌**　孕妇慎用。

### 古今验方

◎**女子经脉不通，如血膈者。**好红花（细擘）、苏枋木（捶碎）、当归等分。细切，每用一两，以水一升半，先煎花、木，然后入酒一盏，并当归再煎，空心食前温服。（《朱氏集验医方》）

◎**一切肿。**红蓝花，熟揉捣取汁服之。（《外台秘要》）

◎**褥疮。**红花适量，泡酒外搽。（《云南中草药》）

# 药膳养生 1 补气益血 黑豆红花汤

### 材料

黑豆100克，红花5克。

### 调料

红糖适量。

### 做法/用法

❶ 取黑豆，水浸至胀，小火煮烂。

❷ 加入红花、红糖，稍煮即可。

黑豆

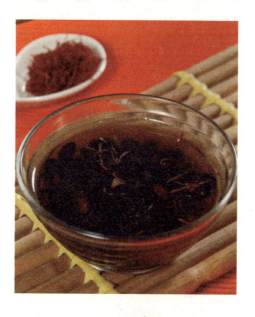

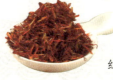

红花

# 2 补血养胃 红花生地黄茶

### 材料

红花1克，花生衣6克，生地黄25克，大枣（去核）3颗。

### 做法/用法

将花生衣、生地黄和大枣加水煎煮，煮沸后继续煮15分钟，之后加入红花稍泡即可。代茶饮，每日3次。

# 3 养血活血 红花糯米粥

### 材料

红花、当归各10克，丹参15克，糯米150克。

### 做法/用法

水煎所有药材，去渣留汁，加入浸泡至软的糯米煮粥，分2次服用。

# 桃 仁

活血化瘀，润肠通便

| 别　　名 | 桃核仁、桃核人。 |
|---|---|
| 性　　味 | 性平，味苦。 |
| 归　　经 | 归心经、肝经、肺经、大肠经。 |
| 日常用法 | 内服：煎汤或入丸、散。外用：捣敷。 |
| 用量建议 | 4.5～9克。 |

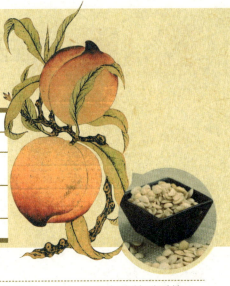

**中药简介**　　桃仁为蔷薇科植物桃或山桃的种子，6—7月果实成熟时采摘，除去果肉及核壳，取出种子，晒干即可。放于阴凉干燥处，以防虫蛀、走油。

**功效主治**　　用于咳嗽、闭经、痛经、跌打损伤、便秘等症。

**常用配伍**

| 桃　仁 ✛ 杏　仁 | 两者配伍，可加强滑肠、止痛、止咳的作用，多用于治腰痛、腹痛、便秘、咳嗽等。 |
|---|---|
| 活血润燥　　降气滑肠 | |
| 桃　仁 ✛ 大　黄 | 两者配伍，有活血化瘀、消肿止痛、凉血的作用，多用于治青肿疼痛、跌打损伤等。 |
| 活血化瘀　　凉血祛瘀 | |

**服用禁忌**　　孕妇忌用。

## 古今验方

◎**延年去风，令人光润。**用桃仁五合去皮，用粳米饭浆同研，绞汁令尽，温洗面极妙。（《千金翼方》）

◎**上气咳嗽，胸满气喘。**桃仁三两去皮尖，以水一大升研汁，和粳米二合煮粥食之。（《食医心镜》）

◎**唇干裂痛。**桃仁捣和猪脂敷。（《海上仙方》）

# 1 祛瘀止痛 桃仁粥

## 材料

桃仁10克，粳米50克。

## 调料

红糖少许。

## 做法/用法

❶ 将桃仁去皮，加水打成浆；将粳米洗净，浸泡至软。

❷ 将锅置于火上，放入适量清水、粳米、桃仁浆，用大火煮沸后，改用小火煮约20分钟，加入少许红糖调味即可。

### 药膳功效

此粥有活血调经、祛瘀止痛的功效，可用于防治女性产后恶露不尽、厥阴腹痛等症。

# 2 补益气血 延年益寿 大枣桃仁粥

## 材料

大枣5颗，桃仁10克，粳米50克。

## 调料

冰糖100克。

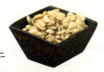

桃仁

## 做法/用法

❶ 将大枣、粳米分别用水洗净，浸泡备用。

❷ 将锅置于火上，加入桃仁、大枣、粳米、适量清水，大火煮沸后用小火煮约半小时。

❸ 至粥熟放入冰糖溶化即可。若放入适量桂圆，则滋补效果更好。

### 闲话本草

桃仁含有丰富的维生素E，是抗衰老佳品，但含有苦杏仁素，有毒性，不可直接食用，大量食用可致死。处理方法如下：先用开水浸泡20～30分钟，去皮，再用清水浸泡30小时以上，中间要多次换水，至无黏液浸出时，入开水锅内煮沸10分钟，无苦味时就可作为半成品使用了。桃仁可代杏仁食用，二者食法相似，炒、拌、炝、烧都可，但一次不要吃太多。

# 三七

止血药

散瘀止血，消肿定痛

| 别　名 | 田七、金不换、铜皮铁骨、人参三七、山漆。 |
|---|---|
| 性　味 | 性温，味甘、微苦。 |
| 归　经 | 归肝经、胃经。 |
| 日常用法 | 内服：煎汤，浸酒，入菜肴，研粉吞服。外用：适量。 |
| 用量建议 | 1.5～6克。 |

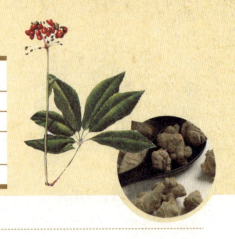

**中药简介**　　三七为五加科植物三七的根，夏末、秋初开花前或冬季种子成熟后采收。

**功效主治**　　用于咯血、吐血、衄血、便血、崩漏、外伤出血、胸腹刺痛、跌打肿痛等症。

**常用配伍**

| 三 七 + 白 及 | 两者配伍，相须为用，可加强止血化瘀 |
|---|---|
| 散瘀止血　消肿生肌 | 的作用，多用于治便血、吐血、咳血等各种出血证。 |
| 三 七 + 大 黄 | 两者配伍，有活血化瘀、消肿止痛的作 |
| 活血止血　活血化瘀 | 用，多用于治外伤肿痛。 |

**服用禁忌**　由气血亏虚所致的痛经、月经失调者及孕妇慎用。

## 古今验方

◎吐血、衄血。山漆一钱，自嚼米汤送下。或以五分，加入八核汤。（《濒湖集简方》）

◎男妇赤眼。十分重者，以山漆根磨汁涂四围甚妙。（《濒湖集简方》）

◎无名痈肿，疼痛不止。山漆磨米醋调涂即散。已破者，研末干涂。（《濒湖集简方》）

◎刀伤，收口。好龙骨、象皮、血竭、人参三七、乳香、没药、降香末各等分。为末，温酒下。或掺上。（《本草纲目拾遗》）

## 药膳养生

## 1 助神安眠 补气降压 三七丹参茶

### 材料

三七、乌龙茶各3克，丹参15克，何首乌11克。

### 做法/用法

❶将三七、丹参、何首乌用水过滤。

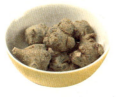

三七

❷将过滤后的三味药切碎，与乌龙茶一起用沸水冲泡，20分钟后去渣取汁即可。代茶饮用，每2日1次。

**药膳功效**

　　三七补血第一；何首乌有助于降血压，改善心肌缺血；丹参可活血安神，除烦散结。此茶饮有安神除烦、降压的作用。

## 2 益气养血 生精补脏 三七炖鸡

### 材料

母鸡肉300克，三七粉15克，生姜3片。

### 调料

料酒5克，盐、味精各适量。

### 做法/用法

❶将母鸡肉洗净，切成小块备用。

❷往瓦煲内加入适量清水，将瓦煲置于火上，放入母鸡肉块，烧沸后撇去浮沫，加入生姜片、料酒，小火炖至母鸡肉块熟烂，加入三七粉、盐、味精，稍煮即可。

### 闲话本草

　　《本草纲目拾遗》中记载："人参补气第一，三七补血第一，味同而功亦等，故称人参三七，为中药中之最珍贵者。"

　　《本草新编》中记载："三七根，止血之神药也。无论上、中、下之血，凡有外越者，一味独用亦效，加入于补气补血药中则更神。盖此药得补而无沸腾之患，补药得此而有安静之休也。"

97

# 白及

 止血药

补肺止血，消肿生肌

| 别　　名 | 白鸡娃、连及草、甘根。 |
|---|---|
| 性　　味 | 性微寒，味苦、甘、涩。 |
| 归　　经 | 归肺经、肝经、胃经。 |
| 日常用法 | 内服：煎汤或入丸、散。外用：研末撒或调涂。 |
| 用量建议 | 3～9克。 |

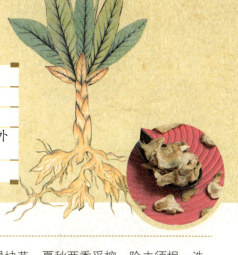

**中药简介**　　白及为兰科植物白及的干燥块茎。夏秋两季采挖，除去须根，洗净，置于沸水中煮或蒸至无白心，晒至半干，除去外皮，晒至全干。

**功效主治**　　用于肺伤咳血、衄血、金疮出血、溃疡疼痛、痈疽肿毒、手足皲裂等症。

## 常用配伍

| 白及 + 枇杷叶 | 两者配伍，可加强消痰止咳、化瘀止血的作用，多用于治肺有虚热、瘀血咳嗽等。 |
|---|---|
| 化瘀止血　清肺化痰 | |
| 白及 + 贝母 | 两者配伍，有止咳润肺、化痰止血的作用，多用于治肺痨咳吐脓血等。 |
| 消瘀止血　润肺除燥 | |

**服用禁忌**　　1. 外感咳血、肺痈初起及肺胃有实热者忌用。2. 不宜与乌头类药材同用。

### 古今验方

◎**一切疮疖痈疽。**白及、芙蓉叶、大黄、黄柏、五倍子，上为末，用水调搽四周。（《保婴撮要》）

◎**跌打骨折。**酒调白及末二钱服。（《永类钤方》）

◎**治刀斧损伤肌肉，出血不止。**白及，研细末掺之。（《本草汇言》）

◎**汤火伤灼。**白及末，油调敷。（《济急仙方》）

◎**手足皲裂。**白及末，水调塞之，勿犯水。（《济急仙方》）

# 1 补肺止血 养胃生肌 白及粥

## 材料

白及粉15克，糯米100克，大枣适量。

## 调料

蜂蜜适量。

## 做法/用法

将糯米、大枣洗净，加水煮至粥将熟时，将白及粉加入粥中，改小火稍煮片刻，待粥汤黏稠时调入适量蜂蜜即可。每日2次，温热服食。10天为1个疗程。

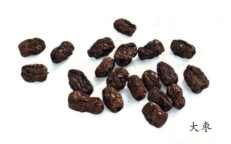

大枣

# 2 益气养血 生精补脏 白及蒸蛋

## 材料

白及20克，鸡蛋4个，鸡肉100克，青虾10只，香菇5朵，芹菜少许。

## 调料

鸡汤5杯，料酒、橘子汁、盐、酱油各适量。

## 做法/用法

❶将白及、5杯鸡汤倒入锅内，用小火煎1小时，煎至约有4杯量时，关火；将4个鸡蛋打入白及汁中，加盐、酱油调味，制成白及鸡蛋汁备用。

❷将青虾剥皮去肠；将鸡肉洗净，切细丝，与虾肉一起放入碗内，用料酒、橘子汁、盐腌制；将芹菜洗净，切成3厘米见方的块；将香菇去蒂；将本步骤中的所有材料放入一个大碗内。

❸将第1步中80%的白及鸡蛋汁倒入第2步中的大碗内。

❹将大碗放入蒸笼，用小火蒸；待蒸至蛋凝固时，将其余20%的白及鸡蛋汁倒在上面，再蒸5～6分钟即可食用。

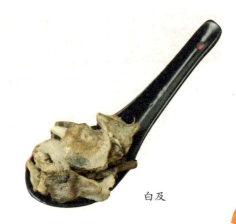

白及

# 地榆

止血药

凉血止血，解毒敛疮

| 别　名 | 玉札、玉豉。 |
|---|---|
| 性　味 | 性微寒，味苦、酸。 |
| 归　经 | 归胃经、肝经、大肠经。 |
| 日常用法 | 内服：煎汤或入丸、散。外用：捣汁或研末掺。 |
| 用量建议 | 9～15克。 |

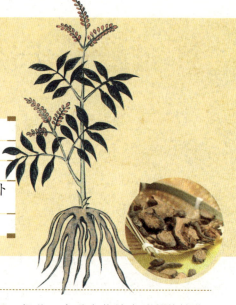

**中药简介**　　地榆为蔷薇科植物地榆的根及根茎。春季发芽前或秋季苗枯萎后采挖，除去残茎及须根，洗净晒干。

**功效主治**　　用于便血、痔血、崩漏、血痢、水火烫伤、痈肿疮毒等。

**常用配伍**

| 地榆＋甘草 | 两者配伍，相使为用，可加强凉血止血的作用，多用于治便血、下焦出血证。 |
|---|---|
| 清热凉血　解毒泻火 | |
| 地榆＋乌梅 | 两者配伍，有凉血涩肠的作用，多用于治血痢、便血、痔疮等。 |
| 清热凉血　涩肠止泻 | |

**服用禁忌**　1. 虚寒性便血、下痢、崩漏或出血有瘀者慎用。2. 热痢初起，不宜单独服用。

## 古今验方

◎**男女吐血**。地榆三两，米醋一升，煮十余沸，去滓，食前稍热服一合。（《圣惠方》）

◎**妇人漏下**，赤白不止，令人黄瘦。地榆二两（细锉），以醋一升，煮十余沸，去渣，食前稍热服一合。亦治呕血。（《圣惠方》）

◎**久病肠风**，痛痒不止。地榆五钱，苍术一两，水二钟，煎一钟，空心服，日一

服。（《活法机要》）

◎**下血不止，二十年者。**取地榆、鼠尾草各二两，水二升，煮一升，顿服。若不断，以水渍屋尘饮一小杯投之。（《肘后方》）

◎**结阴下血，腹痛不已。**地榆四两，炙甘草三两，每服五钱，水三盏，入缩砂仁七枚，煎一盏半，分二服。（《宣明方》）

◎**小儿疳痢。**地榆煮汁，熬如饴糖，与服便已。（《肘后方》）

◎**毒蛇螫人。**新地榆根捣汁饮，兼以渍疮。（《肘后方》）

◎**小儿面疮，焮赤肿痛。**地榆八两，水一斗，煎五升，温洗之。（《小儿卫生总微论方》）

---

**药膳养生** **1** 清热凉血 抗癌止血 # 地榆槐花蜜饮

## 材 料
地榆60克，槐花30克。

## 调 料
蜂蜜适量。

## 做法/用法
❶水煎所有材料，去渣留汁。
❷根据个人口味加入适量蜂蜜调味即可。

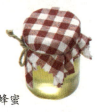

蜂蜜

---

**2** 敛疮 烧伤 # 地榆散

## 材 料
地榆（干）适量。

## 做法/用法
❶地榆研末备用。
❷用70%～75%的酒精渗漉提取清液，煮至液面出现薄膜，晾凉后敷于烧伤创面。每日敷2～3次，不包扎。

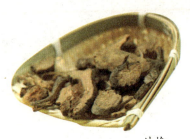

地榆

# 艾叶

**散寒止痛，温经止血**

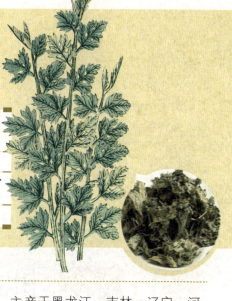

| | |
|---|---|
| 别　　名 | 艾蒿、大艾叶、萎蒿、医草。 |
| 性　　味 | 性温，味苦、辛。 |
| 归　　经 | 归脾经、肝经、肾经。 |
| 日常用法 | 内服：入丸、散或捣汁。外用：供灸治或熏洗。 |
| 用量建议 | 3～9克。 |

**中药简介**　　艾叶为菊科植物艾的叶子，主产于黑龙江、吉林、辽宁、河南、云南等地。

**功效主治**　　用于心腹冷痛、月经不调、崩漏带下、胎动不安、妊娠下血、宫冷不孕、吐血、衄血、皮肤瘙痒等症。

**常用配伍**

| 艾　叶 ＋ 炮　姜 | 两者配伍，相须为用，可加强散寒止 |
|---|---|
| 散寒温经　　理血止痛 | 痛的作用，多用于治下焦虚寒所致的月经不调、痛经等症。 |

| 艾　叶 ＋ 香　附 | 两者配伍，有调经止痛的作用，多用于 |
|---|---|
| 散寒温经　　解郁调经 | 治虚寒气滞所致的月经不调、痛经、月经过多等症。 |

**服用禁忌**　　阴虚血热者慎用。

## ❰ 古今验方 ❱

◎**脾胃冷痛。** 白艾末煎汤服二钱。（《卫生易简方》）

◎**妇人面疮，名粉花疮。** 以定粉五钱，菜子油调泥碗内，用艾一二团，烧烟熏之，候烟尽，覆地上一夜，取出调搽，永无瘢痕，亦易生肉。（《试验方》）

◎**鹅掌风病。** 蕲艾真者四五两，水四五碗，煮五六滚，入大口瓶内盛之，用麻布二层缚之，将手心放瓶上熏之，如冷再热，如神。（《积德堂方》）

# 补益类

## 养生中药

　　凡能补中益气、强身健体，以提高免疫力、治疗虚证为主的药物，都被称为补益药，也称补虚药、补养药。补益药能补益人体的气、血、阴、阳，主要用于气虚、血虚、阴虚、阳虚等虚证。本类药物可分为补气药、补血药、补阴药、补阳药四种。

　　**补气药**　补气药又称益气药，味多甘，性温或平，能补益脏腑之气，适用于脾气虚引起的食欲不振、神疲倦怠、脘腹虚胀、大便溏薄、浮肿、脱肛，肺气虚引起的少气懒言、语音低微、喘促、易出虚汗等。代表中药有人参、黄芪、白术等。

　　**补血药**　补血药又称养血药，味多甘，性温或平，能补肝养心或益脾，适用于心肝血虚所引起的面色萎黄、唇爪苍白、眩晕耳鸣、失眠健忘等。代表中药有当归、熟地黄、白芍等。

　　**补阴药**　补阴药味多甘，性寒，能补阴、滋液、润燥，适用于阴虚液亏之症，症见热病后期及若干慢性疾病。代表中药有枸杞子、天门冬、百合等。补阴药甘寒滋腻，脾胃虚弱、腹胀便溏者忌用。

　　**补阳药**　补阳药味多甘，性温，或味咸，性温；或味辛，性热。补阳药能温补人体阳气，适用于肾阳不足所引起的腰膝酸软、怯寒肢冷、阳痿早泄、宫冷不孕、尿频遗尿等。代表中药有鹿茸、杜仲、巴戟天等。补阳药性多温燥，伤阴助火，阴虚火旺者忌用。

　　本类药物不适于邪实而正不虚者。此外，入煎剂时，宜适当久煎，以使药味尽出。

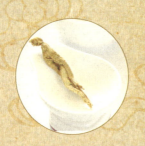
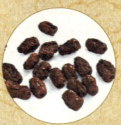
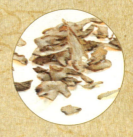

# 人参

**大补元气，复脉固脱**

| 别　　名 | 土精、神草、孩儿参。 |
|---|---|
| 性　　味 | 性微温，味甘、微苦。 |
| 归　　经 | 归脾经、肺经。 |
| 日常用法 | 内服：煎汤（挽救虚脱需大剂），熬膏或入丸、散。 |
| 用量建议 | 3～15克。 |

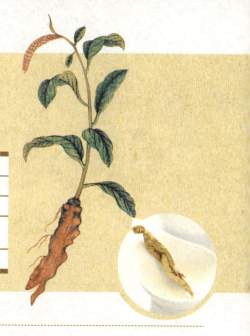

**中药简介**　　人参为五加科植物人参的根，因其根部肥大，形若人的头、手、足而被称为人参。

**功效主治**　　1. 用于气虚欲脱、脉微欲绝之危重症。2. 用于脾胃气虚引起的食少、乏力、呕吐、泄泻等。3. 用于肺气不足引起的气短、乏力、自汗、语声低微等。4. 用于气虚津伤引起的口渴、消渴等。5. 用于气血亏虚引起的心慌、失眠、健忘等。

**常用配伍**

| 人　参 + 白　术 | 两者配伍，有益气健脾的作用，多用于治脾胃气虚引起的食少、胸闷腹胀、乏力、呕吐、泄泻等。 |
|---|---|
| 补中益气　　健脾补脾 | |
| 人　参 + 五味子 | 两者配伍，有益气生津、敛气滋阴的作用，多用于治元气不足或热病气阴两伤所致的气短自汗等。 |
| 固脱生津　　生津敛气 | |

**服用禁忌**　　1. 不能与藜芦、五灵脂同用。2. 实证、热证者忌用。

《 **古今验方** 》

◎**胃寒气满，不能传化，易饥不能食。**人参末二钱，生附子末半钱，生姜二钱，水七合，煎二合，鸡子清一枚，打转空心服之。（《圣济总录》）

◎**脾胃虚弱，不思饮食。**生姜半斤取汁，白蜜十两，人参末四两，银锅煎成膏，每米饮调服一匙。（《普济方》）

◎**喘急欲绝，上气鸣息者**。人参末，汤服方寸匕，日五六服效。（《肘后方》）

◎**产后诸虚，发热自汗**。人参、当归等分，为末，用猪腰子一个，去膜切小片，以水三升，糯米半合，葱白二茎，煮米熟，取汁一盏，入药煎至八分，食前温服。（《永类钤方》）

◎**房后困倦**。人参七钱，陈皮一钱，水一盏半，煎八分，食前温服，日再服，千金不传。（《本草纲目》）

◎**虚劳发热**。愚鲁汤：用上党人参、银州柴胡各三钱，大枣一枚，生姜三片，水一钟半，煎七分，食远温服，日再服，以愈为度。（《奇效良方》）

## 药膳养生 1 补气养血 糯米人参鸡汤

### 材 料

净嫩鸡1只，人参1根，大蒜3瓣，生姜5片，大枣适量，芝麻、糯米各15克。

### 调 料

盐、胡椒粉各适量。

### 做法/用法

❶将人参、蒜瓣、生姜片、大枣、芝麻、糯米装入鸡肚内，用绳把鸡捆起来并放入锅中，加水（水没过全部材料）。

❷大火煮鸡，水沸后去掉浮沫，继续煮至鸡与其他材料皆熟烂。

❸放入适量盐和胡椒粉调味即可。

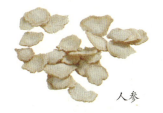

人参

## 2 补元气 缓解咳嗽 枣仁人参茶

### 材 料

酸枣仁20克，人参12克，茯苓30克。

### 做法/用法

将上述材料共研为细末，每次取5～6克，用温水冲泡。代茶频饮。

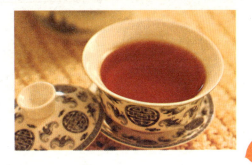

# 黄芪

 补气药

**补气固表，敛疮生肌**

| 别　　名 | 北芪、黄耆。 |
|---|---|
| 性　　味 | 性微温，味甘。 |
| 归　　经 | 归脾经、肺经。 |
| 日常用法 | 内服：冲泡或水煎。 |
| 用量建议 | 9～30克。 |

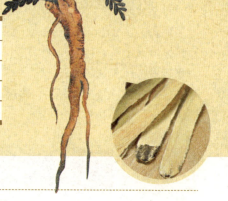

**中药简介**　黄芪属豆科草本植物，主产于内蒙古、山西、甘肃、黑龙江等地，其中以"中国黄芪之乡"陇西所产黄芪最为正宗。

**功效主治**　1. 用于脾气虚引起的气短乏力、食欲不振、大便稀薄等。2. 用于肺气虚引起的气短咳嗽，脾肺气虚引起的痰多稀白等。3. 用于体虚多汗、表虚自汗等。4. 用于气血不足，疮疡成脓日久不溃或溃后久不收口等。5. 用于气虚水肿、小便不利、尿少等。

**常用配伍**

| 黄芪 ✛ 人参 | 两者配伍，相须为用，可加强甘温补气的作用，多用于治体虚所致的多汗、气短乏力、食欲不振等症。 |
|---|---|
| 温补固护　滋补强壮 | |
| 黄芪 ✛ 白术 | 两者配伍，有补气健脾的作用，多用于治气短懒言、气虚乏力等症。 |
| 益气补虚　益气健脾 | |

**服用禁忌**　1. 疮疡初起或溃后热毒盛、胸闷、消化不良等内有积滞，表实邪盛或阴虚阳亢者忌用。2. 胃胀腹胀者忌用。

**◁ 古今验方 ▷**

◎**小便不通。**绵黄耆二钱，水二盏，煎一盏，温服。小儿减半。（《小儿卫生总微论方》）

◎**老人便秘。**用黄芪、陈皮各半两，研细。另用大麻子一合，捣烂，加水揉出浆汁，煎至半干，调入白蜜一匙，再煮过，把黄芪、陈皮末加入，调匀服下。两服可通便。可以常服。（《太平惠民和剂局方》）

# 1 适于贫血、体弱怕冷者 黄芪牛肉粥

## 材料

牛肉片、粳米（浸泡至软）各100克，黄芪10克，葱花适量。

## 调料

盐、鸡精、胡椒粉各适量。

## 做法/用法

所有材料共同煮粥，待熟时放入所有调料调味即可。

每日2次，温服。

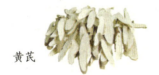

黄芪

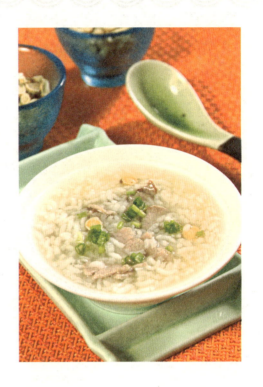

# 2 补气养血 生津止渴 大枣黄芪茶

## 材料

黄芪5克，大枣2颗，枸杞子3克，菊花3～5朵。

## 做法/用法

将上述材料比例加大20倍剂量，研成粉末。每日取100～150克，用纱布包好，放入保温瓶中，用沸水冲泡30分钟即可。每日1剂，代茶饮。

## 药膳功效

黄芪补气升阳、养胃固本，可扩张血管、促进血液循环，对气血不通者有补气、通气之功效；大枣可养血安神、助阴补血。此茶适于体弱怕冷者饮用，但需要长久饮用才能见效，故应每日饮用。燥性体质者最好将大枣去核食用。

# 白术

健脾益气，燥湿利水

| 别　　名 | 于术、冬术、浙术。 |
| --- | --- |
| 性　　味 | 性温，味苦、甘。 |
| 归　　经 | 归脾经、胃经。 |
| 日常用法 | 内服：煎汤，熬膏或入丸、散。 |
| 用量建议 | 6～12克。 |

**中药简介**　白术为菊科植物白术的根茎，在冬季采挖，主产于浙江、安徽、湖北、江西等地，以浙江于潜、安徽皖南山区等地所产最为地道。

**功效主治**　1. 用于脾虚引起的食欲不振、乏力、消化不良、腹胀、大便稀薄或腹泻等。2. 用于脾虚所致有形之水积聚的水肿及无形之水积聚形成的痰饮。3. 用于气虚引起的自汗。4. 用于脾虚引起的胎动不安。

**常用配伍**

| 白 术 + 茯 苓 | 两者配伍，可加强健脾利湿的作用，多用于治脾虚不运、痞满吐泻、痰饮内停及脾虚所致的水肿等症。 |
| --- | --- |
| 补脾燥湿　健脾利湿 | |
| 白 术 + 干 姜 | 两者配伍，有温中散寒、健脾化湿的作用，多用于治脾胃阳虚有寒、腹痛胀满等。 |
| 燥湿利水　温中散寒 | |

**服用禁忌**　阴虚内热或津液不足者，胸闷、腹胀等气滞者忌用。

### 古今验方

◎**中风口噤，不知人事**。白术四两，酒三升，煮取一升，顿服。（《千金方》）

◎**湿气作痛**。白术切片，煎汁熬膏，白汤点服。（《集简方》）

◎**牙齿日长，渐至难食，名曰髓溢病**。白术煎汤，漱服取效，即愈也。（《鸡峰备急良方》）

# 1 降血压 降血脂 山楂白术茶

## 材 料

山楂25克，白术15克。

## 做法/用法

将山楂、白术一同放入砂锅中，加入适量清水，煮沸后续煮20分钟左右，去渣取汁即可。

代茶温饮，每日1剂。药渣可再煎服用。

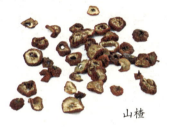

山楂

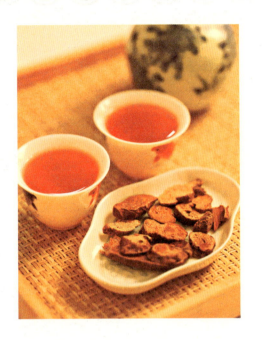

# 2 益气补肺 宁心安神 白术茯苓炖羊肚

## 材 料

羊肚片250克，白术、茯苓各10克，生姜片、蜜枣各适量。

## 调 料

料酒、盐、味精各适量。

## 做法/用法

将所有材料洗净；将白术、茯苓放入纱布袋中，连同其他材料放入碗中，加水、料酒；隔水炖至熟烂，捞出纱布袋；加适量盐、味精调味即可。

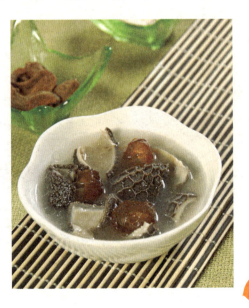

# 甘草

补气药

**补脾益气，清热解毒**

| 别　　名 | 蜜甘、国老。 |
|---|---|
| 性　　味 | 性平，味甘。 |
| 归　　经 | 归心经、肺经、脾经、胃经。 |
| 日常用法 | 内服：煎汤或入丸、散。外用：研末掺或煎水洗。 |
| 用量建议 | 3～9克。 |

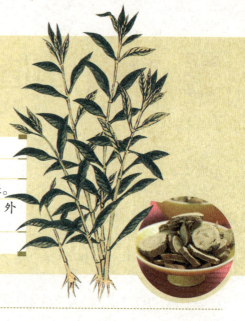

**中药简介**　　甘草为豆科植物甘草的根及根茎，在春秋两季采挖，主产于内蒙古、甘肃、山西、新疆等地。

**功效主治**　　用于外感风热、头痛目赤、咽喉肿痛、口疮牙痛、食滞气胀、风疹瘰疬、疝痛下痢等症。

## 常用配伍

**甘草** + **防风**
清热解毒　　解菌毒

两者配伍，可加强清热解毒的作用，多用于治热毒疮疡的咽喉肿痛，解药物、农药、食物中毒及蛇毒等。

**甘草** + **人参**
益气生津　　补气安神

两者配伍，相须为用，有补气生津、健脾养心的作用，多用于治脾胃虚弱引起的倦怠无力、食欲不振、大便稀薄等。

**服用禁忌**　　1. 不宜与大豆、京大戟、芫花、甘遂同用。2. 实证中满腹胀者忌用。

### 〈 古今验方 〉

◎**伤寒咽痛。**少阴证，甘草汤主之。用甘草二两蜜水炙，水二升，煮一升半，服五合，日二服。（《伤寒论》）

◎**肺热喉痛，有痰热者。**甘草炒二两，桔梗米泔浸一夜一两，每服五钱，水一钟半，入阿胶半片，煎服。（《小儿药证直诀》）

◎肺痿多涎。甘草炙四两，干姜炮二两，水三升，煮一升五合，分服。（《金匮要略》）

◎肺痿久嗽。涕唾多，骨节烦闷，寒热。以甘草三两炙，捣为末。每日取小便三合，调甘草末一钱，服之。（《广利方》）

## 药膳养生 1 防治口臭 甘草苹果茶

### 材 料

甘草10克，香菜（洗净）5克，苹果1个。

### 调 料

蜂蜜适量。

### 做法/用法

将苹果洗净，切片，与甘草、香菜放入炖

盅中用小火煎煮，根据个人口味加入适量蜂蜜调味即可。每日1次，连用5日。

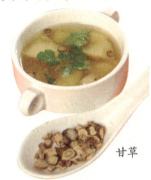

甘草

## 2 助消化解油腻 清爽解腻茶

### 材 料

乌梅、山楂各3克，甘草、玫瑰花各1克。

### 做法/用法

将所有材料洗净，用沸水冲泡，加盖闷15分钟左右即可。

### 药膳功效

山楂不可多食，多食可能会引起胃酸过多，影响食欲，进而造成营养不良等。

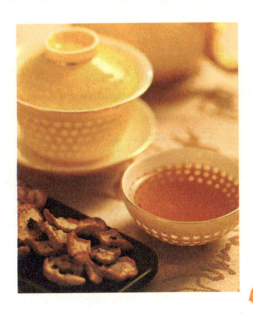

# 大枣

补脾和胃，益气生津

| 别　　名 | 干枣、美枣、红枣。 |
|---|---|
| 性　　味 | 性温，味甘。 |
| 归　　经 | 归脾经、胃经。 |
| 日常用法 | 内服：煎汤或捣烂做丸。外用：煎水洗或烧存性研末调敷。 |
| 用量建议 | 6～15克（3～12颗）。 |

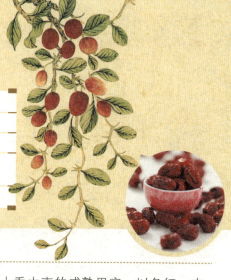

**中药简介**　　大枣为鼠李科落叶灌木或小乔木枣的成熟果实，以色红、肉厚、饱满、核小或无核、味甜者为佳。

**功效主治**　　1. 用于中气不足及脾胃虚弱引起的体倦、食少等。2. 用于血虚引起的面黄、头晕、眼花、女性月经量少及色淡等。3. 用于心虚肝郁引起的精神恍惚、睡眠不佳、神志失常等。

**常用配伍**

| 大枣 + 甘草 | 两者配伍，有补心健脾的作用，多用于治心脾气虚所致的精神恍惚、悲喜无常、气虚等症。 |
|---|---|
| 补脾和胃　和中缓急 | |
| 大枣 + 阿胶 | 两者配伍，有养血、补血、止血的作用，多用于治营血不足及各种出血证。 |
| 生津养血　滋阴补血 | |

**服用禁忌**　　1. 有实热、痰热、湿盛、滞气等症者忌用。2. 大枣不宜与葱同用，会脾胃不和。3. 食枣后应及时漱口，以防齿黄或龋齿。

## 《古今验方》

◎调和胃气。以干枣去核，缓火逼燥为末。白汤点服。调和胃气甚良。（《本草衍义》）

◎伤寒热病后，口干咽痛，喜唾。大枣二十枚，乌梅十枚，捣入蜜丸。含如杏核大，咽汁甚效。（《千金方》）

◎大便燥塞。大枣一枚去核，入轻粉半钱缚定，煨熟食之，仍以枣汤送下。（《仁斋直指方论》）

◎**烦闷不眠。**大枣十四枚，葱白七茎，水三升，煮一升，顿服。（《千金方》）

◎**耳聋鼻塞，不闻音声、香臭者。**取大枣十五枚去皮核，蓖麻子三百枚去皮，和捣。绵裹塞耳、鼻，日一度。三十余日，闻声及香臭也。先治耳，后治鼻，不可并塞。（《食疗本草》）

**药膳养生** **1** 治中老年人 性功能减退 # 大枣全虾粥

### 材料

大枣20颗（去核），全虾（不去头及外壳）50克，韭菜10克，粳米100克。

### 做法/用法

将全虾切段；将韭菜择好，洗干净，切段；将粳米浸泡至软；将所有材料共煮为粥。早晚食用。

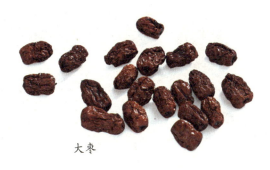

大枣

**2** 补肝 排毒 # 益肝解毒茶

### 材料

红豆50克，花生仁25克，大枣6颗。

### 做法/用法

❶将红豆、花生仁洗净，沥干；将大枣洗净，用温水浸泡约10分钟，备用。

❷往锅中加入适量清水，放入红豆、花生仁，以小火煮至熟软。

❸加入大枣，续煮30分钟左右即可食用。

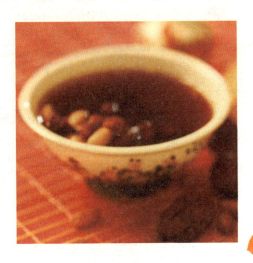

# 当归

补血药

**补血活血，润肠通便**

| 别　　名 | 云归、西当归、岷当归。 |
|---|---|
| 性　　味 | 性温，味甘、辛。 |
| 归　　经 | 归心经、肝经、脾经。 |
| 日常用法 | 内服：煎汤，浸酒，熬膏或入丸、散。 |
| 用量建议 | 9～15克。 |

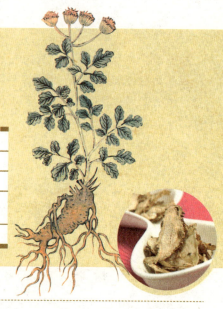

**中药简介**　当归为伞形科多年生草本植物当归的干燥根，主产于甘肃、云南、四川，甘肃岷县产的品质最佳。

**功效主治**　1. 用于血虚引起的面色发黄、头晕眼花、心慌失眠等。2. 用于血虚或血虚兼血瘀引起的女性月经不调、痛经、闭经等。3. 用于血虚便秘。

**常用配伍**

| 当归 + 肉苁蓉 | 两者配伍，可加强温润通便的作用，多用于治阴虚气弱所致的便秘等。 |
|---|---|
| 润肠通便　补阳益阴 | |
| 当归 + 黄芪 | 两者配伍，有益气生血的作用，多用于治劳倦内伤、面赤烦渴、血虚发热及气血不足等。 |
| 养血润燥　益气生血 | |

**服用禁忌**　1. 阴虚内热者忌用。2. 湿阻中满及大便溏泻者慎用。

**◁ 古今验方 ▷**

◎**小便出血。**当归四两，锉，酒三升，煮取一升，顿服。（《肘后方》）

◎**妇人百病，诸虚不足者。**当归四两，地黄二两，为末，蜜丸梧子大。每食前，米饮下十五丸。（《太医支法存方》）

◎**产后腹痛，如绞。**当归末五钱，白蜜一合，水一盏，煎一盏，分为二服，未效再服。（《妇人良方》）

◎小儿胎寒，好啼，昼夜不止，因此成痫。当归末一小豆大，以乳汁灌之，日夜三四度。（《肘后方》）

◎大便不通。当归、白芷等分为末，每服二钱，米汤下。（《圣济总录》）

## 药膳养生 1 补血调经 当归党参鸡汤

### 材料

母鸡肉块500克，当归、党参各15克，葱段、生姜片少许。

### 调料

盐、味精少许。

### 做法/用法

所有材料共同熬汤，加入调料调味。

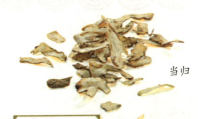

当归

**药膳功效**

此汤适用于女性血虚引起的面色发黄、头晕眼花、心慌失眠、月经不调、产后体虚等。

## 2 养血疏肝 补气活血 当归黄芪补血茶

### 材料

黄芪30克，当归片6克。

### 做法/用法

将黄芪和当归片用水过滤，放入锅内，加水煎煮，20分钟左右后去渣取汤。或者将黄芪、当归共研成碎末后加入沸水，泡20分钟后饮用。

每日1剂，饮用2～3次。

**药膳功效**

此茶饮具有补气养血的功效，适合气血虚弱、乏力、头晕目眩者，特别适合手术恢复期、老年人、产妇及贫血者饮用。阴虚火旺、瘦弱者尽量少饮用此茶，感冒者、处于经期的女性也不能饮用此茶。

# 熟地黄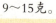

**滋阴补血，益精填髓**

| 别　　名 | 熟地。 |
|---|---|
| 性　　味 | 性微温，味甘。 |
| 归　　经 | 归肝经、肾经。 |
| 日常用法 | 内服：煎汤，入丸、散，熬膏或浸酒。 |
| 用量建议 | 9～15克。 |

**中药简介**

　　熟地黄为玄参科植物地黄的根茎，经加工蒸晒而成，主产于河南、河北、内蒙古、山西等地。

**功效主治**

　　1. 用于血虚引起的面色发黄或苍白、头晕眼花、心慌失眠等。2. 用于肾阴不足引起的消渴（糖尿病）、盗汗等。3. 用于肝肾精血亏虚引起的头晕耳鸣、须发早白、腰膝酸软等。4. 用于女性阴血亏虚引起的月经不调、久而无子等。5. 用于肾虚喘咳等。

**常用配伍**

| 熟地黄<br>滋阴补肾 + 山　药<br>益肾健脾 | 两者配伍，可加强滋阴补肾、固精止遗的作用，多用于治肾虚遗精、遗尿等。 |
|---|---|
| 熟地黄<br>补肝益肾 + 麦门冬<br>养阴润燥 | 两者配伍，有补肝肾、补肺气的作用，多用于治肺肾阴虚所致的燥咳等。 |

**服用禁忌**　脾胃虚弱、气滞痰多、腹满便溏者忌用。

## 古今验方

◎**虚劳困乏。**地黄一石，取汁，酒三斗，搅匀煎收，日服。（《必效方》）

◎**诸虚不足，腹胁疼痛，失血少气，不欲饮食，嘘嘘发热，及妇人经病，月事不调。**熟干地黄（切，焙）、当归（去苗，切，焙）各等分。为细末后，炼蜜和丸梧桐子大，每服二三十粒，食前白汤下。（《鸡峰普济方》）

# 药膳养生 1 补肾补阴 助阳生发 熟地黄当归羊肉汤

### 材料

羊肉片700克，黄芪、熟地黄各30克，当归15克，大枣、生姜片各适量。

### 调料

白糖、盐、鸡精各适量。

### 做法/用法

❶将羊肉片、黄芪、熟地黄、当归放入锅中，用小火煮3小时。

❷加入适量的白糖、盐、大枣、鸡精、生姜片，小火再煮15分钟。

# 2 补血 滋阴 熟地黄茶

### 材料

熟地黄20克。

### 做法/用法

将熟地黄放入锅中用水煎煮，10分钟左右即可饮汤。

代茶温饮，每日1～2剂。

### 闲话本草

熟地黄分热喝和凉喝两种：热喝可驱寒，凉喝可凉血。体质虚寒者，最好往里面加入红糖和生姜片，这样喝后就会感到热血沸腾。凉喝可直接用凉白开冲，若加入适量蜂蜜，则凉血效果更好。

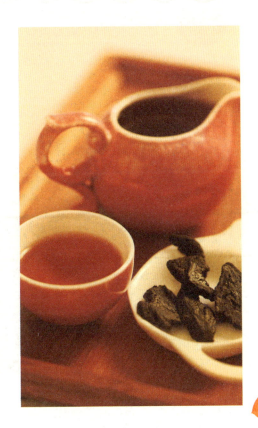

# 白芍

**养血调经，平肝止痛，敛阴止汗**

| | |
|---|---|
| 别　　名 | 离草、金芍药、白芍药。 |
| 性　　味 | 性微寒，味苦、酸。 |
| 归　　经 | 归肝经、脾经。 |
| 日常用法 | 内服：煎汤或入丸、散。 |
| 用量建议 | 9～15克。 |

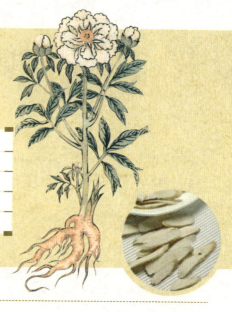

**中药简介**
　　白芍为毛茛科植物芍药（栽培品）的根，主产于安徽、四川、浙江、山东等地，以安徽亳州的亳芍和四川中江的川芍最为地道。

**功效主治**
　　1. 用于血虚或阴虚有热的月经不调、痛经、崩漏等。2. 用于肝血亏虚引起的面色苍白、头晕耳鸣等。3. 用于肝气不疏或肝阳偏亢的头痛、胁肋疼痛、腹痛、四肢挛痛等。4. 用于阴虚自汗或盗汗等。

**常用配伍**

| | | |
|---|---|---|
| **白　芍**<br>养血敛阴 | **＋** | **熟地黄**<br>滋阴养血 |

两者配伍，有养阴养血的作用，多用于治血虚所致的头晕目眩、月经涩少和各种血虚证。

| | | |
|---|---|---|
| **白　芍**<br>柔肝养血 | **＋** | **石决明**<br>平肝潜阳 |

两者配伍，有平肝、镇静的作用，多用于治热病伤津和津亏血少所致的阴虚阳亢、筋脉挛急等。若与养血药、息风药同用，则疗效更好。

**服用禁忌**
　　1. 白芍不可与藜芦同用。2. 阳衰虚寒所致的腹痛、腹泻，麻疹初期兼有表证或透发不畅者忌用。

### 古今验方

◎**脚气肿痛**。白芍药六两，甘草一两，为末。白汤点服。（《事林广记》）

◎**赤白带下，年深月久不瘥者。**取白芍药三两，并干姜半两，锉熬令黄，捣末。空心水饮服二钱匕，日再服。（《广济方》）

只用芍药炒黑，研末，酒服之。（《贞元广利方》）

◎**痛经。**白芍二两，干姜八钱。共为细末，分成八包，月经来时，每日服一包，黄酒为引，连服三个星期。（《中草药新医疗法资料选编》）

## 药膳养生 1 滋肝养血 白芍当归滋肝茶

### 材料

白芍、熟地黄、当归各适量。

### 做法/用法

将三味药同研为末，放入杯中，用沸水冲泡，闷泡15～20分钟，去渣取汁，代茶饮。此茶可边饮边加水，每日上午和下午各泡服1剂。

**药膳功效**

白芍、熟地黄、当归都是补血之要药，具有补血调经、活血止痛、养阴平肝的功效，尤其对女性更加有益。头昏眼花、神疲肢软、心悸怔忡、面色无华者，可饮用此茶。泄泻者、阴衰虚寒者忌用。

## 2 养血疏肝 降压活血 麦芍牛膝茶

### 材料

麦芽30克，白芍15克，牛膝20克。

### 做法/用法

❶将上述材料用水过滤。

❷将过滤后的材料放入砂锅中，加水煎沸20分钟，去渣留汁。

代茶温饮，每日1剂。

**药膳功效**

麦芽可健胃消食，对于米面薯芋类积食非常有效，还可疏肝解郁、降低血糖；白芍可养血养阴、益肝止痛；牛膝可抗菌消炎、止痛、降血压。故此茶饮可养血柔肝、活血降压。

# 何首乌

**补精养血，润肠通便**

| | |
|---|---|
| 别　　名 | 交藤、夜合、首乌、赤首乌。 |
| 性　　味 | 性微温，味苦、甘、涩。 |
| 归　　经 | 归肝经、肾经。 |
| 日常用法 | 内服：煎汤，熬膏，浸酒或入丸、散。外用：煎水洗，研末撒或调涂。 |
| 用量建议 | 9～15克。 |

**中药简介**　　何首乌为蓼科植物何首乌的块根。于立秋之后采挖，切厚片，晒干，即生首乌；或先用黑豆煮汁拌何首乌，再蒸至内外均呈棕黄色，晒干，即制首乌。

**功效主治**　　1. 用于血虚引起的头晕眼花、健忘失眠、疲倦乏力及便秘等。2. 用于肝肾精血亏虚引起的耳鸣、须发早白、腰酸遗精等。3. 用于皮肤瘙痒、皮肤浅表脓肿等。

## 常用配伍

| 何首乌 + 白蒺藜 | 两者配伍，有益肾平肝、散风热的作用，多用于治肾虚肝郁所致的头昏头痛、失眠等。 |
|---|---|
| 补精养血　疏肝解郁 | |
| 何首乌 + 枸杞子 | 两者配伍，有补肝肾、养气血、乌须发的作用，多用于治肝肾不足、腰膝酸痛、须发早白等。 |
| 补肝益肾　养气养血 | |

**服用禁忌**　　1. 在服用何首乌的同时，应注意忌食猪羊肉血、铁剂、萝卜、葱、蒜等。2. 大便稀薄或腹泻者忌用。3. 忌用铁器煎煮何首乌。

### 古今验方

◎**皮里作痛，不问何处。** 用何首乌末、姜汁调成膏，涂之，以帛裹住，火炙鞋底熨之。（《经验方》）

◎**自汗不止。** 何首乌末，津调，封脐中。（《集简方》）

◎**肠风脏毒，下血下止。** 何首乌二两，为末。食前米饮服二钱。（《圣惠方》）

◎瘰疬结核，或破或不破，下至胸前者，皆治之。用九真藤，一名赤葛，即何首乌。其叶如杏，其根如鸡卵，亦类疬子。取根洗净，日日生嚼，并取叶捣涂之，数服即止。其药久服，延年黑发，用之神效。（《斗门方》）

# 药膳养生 1 补肝益肾 补血养身 乌龙何首乌茶

## 材 料

何首乌30克，桑葚9克，枸杞子10克，乌龙茶适量。

## 做法/用法

将全部材料一同放入砂锅中，加适量清水，煎沸20分钟，去渣取汁。代茶温饮，每日1~2剂。药渣可再煎服用。

### 药膳功效

何首乌是补血药，可补益精血，与枸杞子同用，对精血亏虚、腰酸疼痛、头晕眼花、须发早白等有一定的疗效。桑葚补阴。此茶饮能滋阴补血，平补肝肾，适合年老体衰或大病初愈身体虚弱者饮用。

# 2 补肝益肾 补益精血 何首乌粥

## 材 料

制何首乌30克，粳米100克，大枣4颗。

## 做法/用法

将粳米入锅加水煮沸，放入制何首乌、大枣煮至粥熟即可。

### 药膳功效

此粥适用于血虚引起的头晕眼花及肝肾亏虚引起的须发早白、腰酸遗精等。

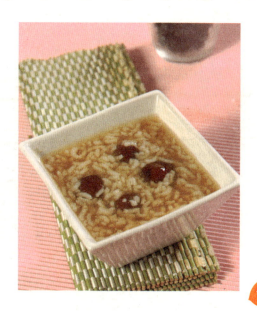

# 阿胶

**补血止血，滋阴润燥**

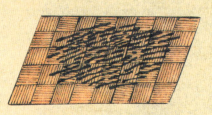

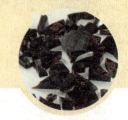

| | |
|---|---|
| **别 名** | 傅致胶、盆覆胶、驴皮胶。 |
| **性 味** | 性平，味甘。 |
| **归 经** | 归肺经、肝经、肾经。 |
| **日常用法** | 内服：烊化兑服，炒阿胶可入汤剂或丸、散。 |
| **用量建议** | 9～15克。 |

**中药简介**　　制作阿胶的原料是马科动物驴的皮。制作过程是先将驴皮去毛、煎煮，再将汁液浓缩，熬制成胶块。在服用阿胶时切记不可煎煮，而要用开水、中药汤剂或黄酒烊化送服。

**功效主治**　　1. 用于血虚引起的面色发黄、头晕眼花、心慌等。2. 用于吐血、便血、咳血、崩漏、妊娠尿血等多种出血证。3. 用于妊娠期胎动不安、先兆流产、习惯性流产等。

**常用配伍**

| 阿 胶 ＋ 当 归 | 两者配伍，可加强补血调经的作用，多用于治月经过多、崩漏等。 |
|---|---|
| 滋阴止血　补血调经 | |
| **阿 胶 ＋ 麦门冬** | 两者配伍，有养阴润燥、止咳止血的作用，多用于治热病伤阴、少气无力、舌红少津、咳痰不爽、虚劳咳嗽等。 |
| 润肺止血　润燥生津 | |

**服用禁忌**　脾胃虚弱、消化不良者慎用。

## ＜古今验方＞

◎**月水不调**。阿胶一钱，蛤粉炒成珠，研末，热酒服即安。（《乾坤秘韫》）

◎**妊娠尿血**。阿胶炒黄为末，食前粥饮下二钱。（《圣惠方》）

◎**久嗽经年**。阿胶（炒）、人参各二两，为末。每用三钱，豉汤一盏，葱白少许，煎服，日三次。（《圣济总录》）

# 1 补虚滋阴 振奋精神 阿胶红茶

## 材料

阿胶6克，红茶3克。

## 做法/用法

将上述材料用沸水冲泡，至阿胶化开。代茶温饮，每日1剂。

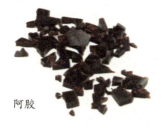

阿胶

### 药膳功效

阿胶甘平质润，具有补血滋阴、润燥、化痰定喘的功效，可用于血虚、虚寒、肺热咳血、燥咳痰少、鼻燥咽干等；红茶是全发酵茶，具有暖胃、滋阴补肾的功效。故此茶饮适合在寒冷的冬季饮用，适于症见血虚头晕、面色萎黄和血虚体质者饮用。但阿胶滋腻，有碍消化，所以脾胃虚弱者慎用。此外，服用新鲜阿胶可能会出现火气亢盛的各种症状。

# 2 补血 阿胶蒸鸡

## 材料

阿胶20克，鸡肉块150克，去核大枣5颗，龙眼肉15克，生姜片适量。

## 调料

黄酒、盐、麻油各适量。

## 做法/用法

在炖盅中放入所有材料、适量水，隔水蒸至鸡肉块熟烂，加入所有调料，隔水蒸10分钟即可。

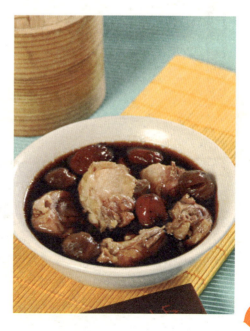

# 龙眼肉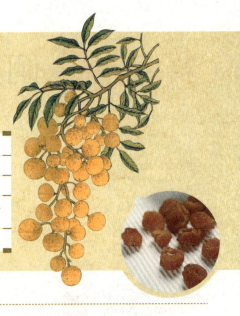

补血药

**开胃益脾，补虚长智**

| 别　　名 | 龙眼、桂圆、圆眼、益智。 |
|---|---|
| 性　　味 | 性温，味甘。 |
| 归　　经 | 归心经、脾经。 |
| 日常用法 | 内服：煎汤，熬膏，浸酒或入丸剂。 |
| 用量建议 | 9～15克。 |

**中药简介**　　龙眼肉为无患子科常绿乔木龙眼树的假种皮，于夏秋两季采收成熟果实，烘干或晒干，除去壳、核，晒至干爽不黏。

**功效主治**　　1. 用于心脾两虚及气血不足引起的心慌、失眠、健忘、乏力等。2. 用于久病体衰或气血不足者。

**常用配伍**

| 龙眼肉 ＋ 黄　芪<br>养血安神　益气生血 | 两者配伍，可加强补益心脾、安定神志的作用，多用于治血虚引起的惊悸怔忡、失眠健忘等。 |
|---|---|
| 龙眼肉 ＋ 酸枣仁<br>养血安神　滋阴养血 | 两者配伍，有滋阴养血、补益心脾的作用，多用于治阴血不足所致的心烦不眠等。 |

**服用禁忌**　内有痰火及湿滞停饮者忌用。

## 《古今验方》

◎**大补气血。**自剥好龙眼肉，盛于竹筒式瓷碗内，每肉一两，入白糖一钱。素体多火者，再加入西洋参片一钱。碗口罩以丝绵一层，日日于饭锅上蒸之，蒸至多次。凡衰羸老弱，别无痰火便滑之病者，每以开水瀹服一匙，大补气血，力胜参芪。产妇临盆，服之尤妙。（《随息居饮食谱》）

## 药膳养生 **1** 补肾安神 龙眼枸杞茶

### 材料

龙眼肉5克，白菊花10克，枸杞子15克。

### 做法/用法

将龙眼肉、白菊花和枸杞子同放入杯中，用沸水冲泡，闷15分钟后即可饮用。代茶频饮。

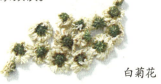

白菊花

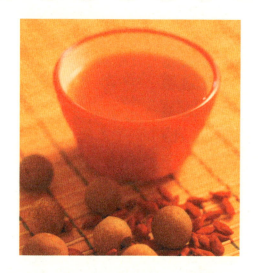

### 药膳功效

　　龙眼肉补血，枸杞子补阴，两者搭配入茶，能补心脾、益气血、养肝肾，再搭配清肝明目的菊花，可用于健忘、神经衰弱、夜尿多、睡眠质量差、压力大等症，也适用于病后体虚、气血不足等症。

## **2** 补血养心 龙眼大枣养血茶

### 材料

龙眼肉5克，大枣3颗。

### 做法/用法

将大枣去核切碎，与龙眼肉一起放入容器内，用沸水冲泡，加盖闷15～20分钟，饮汁，吃龙眼肉及大枣。
每剂泡1次，代茶饮。

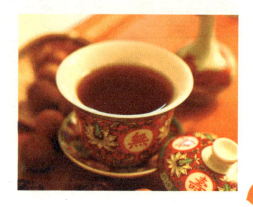

# 桑葚

 补血药

**滋阴养血，生津润燥**

| 别　名 | 桑实、黑葚、桑枣。 |
|---|---|
| 性　味 | 性寒，味甘。 |
| 归　经 | 归心经、肝经、肾经。 |
| 日常用法 | 内服：煎汤，熬膏，生啖或浸酒。外用：浸水洗等。 |
| 用量建议 | 9～15克（20～30颗）。 |

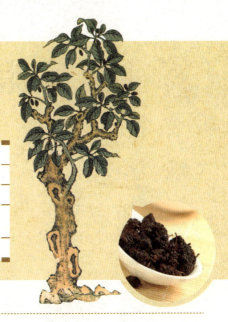

**中药简介**　　桑葚为桑科落叶乔木桑的果穗，在4—6月果实变红时采收，晒干，或略蒸后晒干，以个大、肉厚、色乌紫者为佳。

**功效主治**　　1. 用于肝肾亏虚、阴血不足引起的头晕、眼花、耳鸣、失眠、须发早白、腰膝酸软等。2. 用于各种原因引起的津伤口渴和内热消渴。3. 用于大肠津亏引起的口干、便秘等。

**常用配伍**

| 桑　葚 ＋ 麦门冬 | 两者配伍，有生津润燥、止渴的作用，多用于治津亏血少所致的口燥咽干、烦渴等。 |
|---|---|
| 滋阴养血　滋阴生津 | |
| 桑　葚 ＋ 黑芝麻 | 两者配伍，有乌须发的作用，多用于治未老发白等症。 |
| 补益肝肾　乌发亮发 | |

**服用禁忌**　　1. 脾胃虚寒腹泻者、脾虚便溏者、糖尿病患者忌用。2. 儿童不宜多吃桑葚，否则会影响人体对铁、钙、锌等矿物质的吸收。

## 古今验方

◎**小儿赤秃**。桑葚取汁，频服。（《千金方》）

◎**发白不生**。黑熟桑葚，水浸日晒，搽涂，令黑而复生也。（《千金方》）

◎**心肾衰弱不寐，或习惯性便秘**。鲜桑葚一至二两，水适量煎服。（《闽南民间草药》）

◎**瘰疬**。文武实，黑熟者二斗许，以布袋取汁，熬成薄膏，白汤点一匙，日三服。（《素问病机气宜保命集》）

滋阴补血
养肝明目

# 桑葚茶

## 材 料

桑葚（干）40克。

## 调 料

冰糖适量。

## 做法/用法

① 将干桑葚用温水过滤。

② 将桑葚和冰糖一同放入杯中，用沸水冲泡，15分钟后即可饮用。

代茶频饮，每日2剂。

**药膳功效** 桑葚为凉血补血、益阴之要药，有益肾固精、明目、安神、乌发的功效，适用于肝肾亏虚、阴血不足引起的头晕、眼花、耳鸣、失眠、须发早白、腰膝酸软等。对于女性来说，多吃新鲜桑葚可以抗衰老，滋养肌肤，保持面色红润；对于男性来说，多吃新鲜桑葚能很好地调节生殖系统的功效。此茶具有滋肝肾、充血液的功效，适用于贫血、关节疼痛、神经衰弱和津液不足引起的大便干燥等症。

# 枸杞子

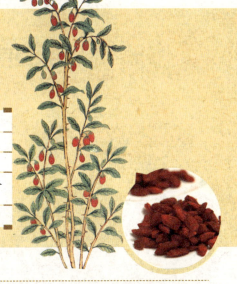

补阴药

滋补肝肾，益精明目

| 别　　名 | 苟起子、甜菜子、红耳坠。 |
|---|---|
| 性　　味 | 性平，味甘。 |
| 归　　经 | 归肺经、肝经、肾经。 |
| 日常用法 | 内服：煎汤，熬膏，浸酒或入丸、散。 |
| 用量建议 | 3～15克。 |

**中药简介**　　枸杞子为茄科植物枸杞的成熟果实，于夏、秋果实成熟时采摘，除去果柄，将果实置于阴凉处晾至果皮起皱纹后，再暴晒至外皮干硬、果肉柔软即可。

**功效主治**　　1. 用于肝肾阴虚引起的腰膝酸软、头晕目眩、目昏多泪等。2. 用于肝肾不足、阴血亏虚引起的面色暗黄、须发早白、失眠多梦等。3. 用于肺阴虚引起的虚劳咳嗽等。4. 用于阴虚内热引起的消渴。

**常用配伍**

**枸杞子** + **菊　花**
养肝明目　　清热祛火

两者配伍，相使为用，可加强滋补肝肾、清热明目的作用，多用于治肝肾不足所致的头昏眼花，并可有效改善视力。

**枸杞子** + **当　归**
滋补肝肾　　补血活血

两者配伍，具有滋补肝肾、养血活血的作用，多用于治肝肾不足所致的腰膝酸痛、遗精。

**服用禁忌**　　外邪实热、脾虚有湿及泄泻者忌用。

**古今验方**

◎安神养血，滋阴壮阳，益智，强筋骨，泽肌肤，驻颜色。枸杞子（去蒂）五升，圆眼肉五斤。上二味为一处，用新汲长流水五十斤，以砂锅桑柴火慢慢熬之，渐渐加水煮至杞圆无味，方去渣，再慢火熬成膏，取起，瓷罐收贮。不拘时频服二三匙。（《摄生秘剖》）

◎**劳伤虚损**。枸杞子三升，干地黄（切）一升，天门冬一升。上三物，细捣，曝令干，以绢罗之，蜜和作丸，大如弹丸，日二。（《古今录验方》）

## 药膳养生 1 滋补肝肾 提高免疫力 枸杞子茶

### 材 料

枸杞子20克。

### 做法/用法

将枸杞子清洗干净，放入杯中，用沸水冲泡，或以锅煎煮服用。若另加菊花

1～2朵一起冲服，则效果更好。
每日1～2剂，代茶温饮。

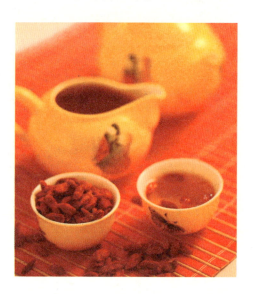

**药膳功效**

枸杞子可滋养肝肾、益精明目，多用于精血不足所致的头昏眼花、腰膝酸软、耳聋、须发早白等。此茶饮能美容养颜，滋补身体，提高免疫力，延年益寿。

## 2 养颜美容 养身补血 枸杞大枣茶

### 材 料

枸杞子20粒，大枣3～4颗。

### 做法/用法

将枸杞子和大枣洗净后放入杯中，用沸水冲泡即可。
代茶频饮。

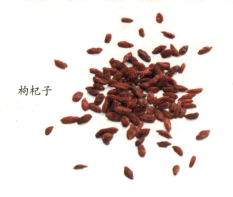

枸杞子

# 百合

养阴润肺，清心安神

| 别　　名 | 野百合、山百合。 |
|---|---|
| 性　　味 | 性微寒，味甘。 |
| 归　　经 | 归心经、肺经。 |
| 日常用法 | 内服：煎汤，蒸食或煮粥食。<br>外用：捣敷。 |
| 用量建议 | 9～15克。 |

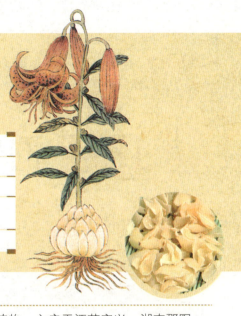

**中药简介**　百合属百合科多年生草本植物，主产于江苏宜兴、湖南邵阳、甘肃兰州、浙江湖州等地。药用部位为卷丹百合和细叶百合的肉质鳞茎。一般在秋季采挖，剥取鳞叶，置于沸水中略烫，干燥，即为生百合；用炼蜜拌匀，焖透，用小火炒至不黏手，干燥，即为蜜炙百合。清心宜用生百合，润肺宜用蜜炙百合，外用宜取鲜百合捣敷。

**功效主治**　1. 用于肺阴虚引起的干咳无痰或咳嗽日久、痰中带血等。2. 用于热病后余热未清引起的心烦、口燥、小便短赤等。3. 用于阴虚内热引起的心烦失眠、神经衰弱等。4. 用于疮肿不溃等。

**常用配伍**

| | |
|---|---|
| **百合** ＋ **款冬花**<br>润肺止咳　　止咳化痰 | 两者配伍，可加强润肺止咳的作用，多用于治燥热所致的咳嗽。此方配生姜汤效果更好。 |
| **百合** ＋ **知母**<br>补阴液　　降火去燥 | 两者配伍，可加强补虚清热的作用，多用于治阴虚或热病未消所致的心烦不安、精神不佳等症。 |

**服用禁忌**　风寒痰嗽、中寒便滑者忌用。

### 古今验方

◎**肺脏壅热、烦闷咳嗽者。** 新百合四两，蜜和蒸软，时时含一片，吞津。（《圣惠方》）

◎**肺病吐血。** 新百合捣汁，和水饮之。也可煮食。（《卫生易简方》）

◎ **耳聋耳痛。**干百合为末，温水服二钱，日二服。（《胜金方》）

◎ **天泡湿疮。**生百合捣涂，一二日即安。（《濒湖集简方》）

**药膳养生** **1** 清心安神
滋阴降火 # 百合二冬茶

### 材料

百合15克，天门冬、麦门冬各10克。

### 做法/用法

将上述材料置于砂锅中，加入适量清水，煎沸后再续煮20分钟，去渣取汁即可。

代茶温饮，每日1剂。药渣可以再煎服用。

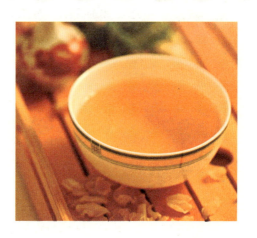

**2** 滋阴
润肺 # 百合麦味茶

### 材料

百合、麦门冬各10克，五味子6克，杏仁5克，优质绿茶适量。

### 做法/用法

将以上药材用水过滤，后与绿茶一起入砂锅煎煮，20分钟后关火，再加盖闷泡5～10分钟，去渣取汁。

代茶温饮，每日1～2剂。

百合

### 药膳功效

百合味甘，性微寒，具有养阴润肺、清心安神的功效，兼有一定的止咳化痰作用。麦门冬的润肺清肺之功不逊于百合，适用于肺热引起的鼻干咽干、干咳痰少（胃热阴虚引起的便秘也可用麦门冬调理）。五味子敛肺滋阴，杏仁止咳平喘。此茶饮非常适合咳嗽少痰、大便不通者。

# 玉竹

**养阴润燥，生津止渴**

| 别　　名 | 葳蕤、王马、节地、虫蝉、乌萎、笔管子、百解药。 |
|---|---|
| 性　　味 | 性平，味甘。 |
| 归　　经 | 归肺经、胃经。 |
| 日常用法 | 内服：煎汤，熬膏，浸酒或入丸、散。外用：鲜品捣敷或熬膏涂。 |
| 用量建议 | 6～15克。 |

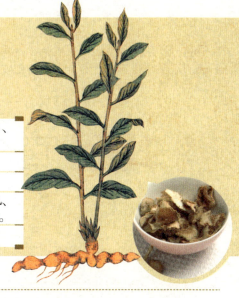

**中药简介**　　玉竹为百合科植物玉竹的根茎，多年生草本植物，生于山野阴湿处、林下及灌木丛中，产于东北、华北、华东、河南、广东等地。

**功效主治**　　用于肺胃阴伤、燥热咳嗽、咽干口渴、内热消渴等。

**常用配伍**

| 玉　竹 + 薏苡仁 | 两者配伍，可加强排脓止咳的作用，多用于治肺结核干咳痰稠等。 |
|---|---|
| 清肺润燥　　除湿消脓 | |
| 玉　竹 + 石　斛 | 两者配伍，有养肺健胃、生津除烦的作用，多用于治热病伤津所致的烦渴。 |
| 养阴润肺　　生津润燥 | |

**服用禁忌**　　1.痰湿气滞者禁用。2.脾虚便溏者慎用。3.阴病内寒者忌用。

## 古今验方

◎发热口干，小便涩。葳蕤五两。煮汁饮之。（《外台秘要》）

◎秋燥伤胃阴。玉竹三钱，麦冬三钱，沙参二钱，生甘草一钱。水五杯，煮取二杯，分二次服。（《温病条辨》）

◎阴虚体感冒风温，及冬温咳嗽，咽干痰结。生葳蕤二至三钱，生葱白二至三枚，桔梗一钱至一钱半，东白薇五分至一钱，淡豆豉三至四钱，苏薄荷一钱至一钱半，炙草五分，大枣两枚。煎服。（《通俗伤寒论》）

# 1 生津润燥 玉竹煲鹅肉

### 材料

鹅肉500克，玉竹、山药各30克，枸杞子10克，生姜片、葱段各适量。

### 调料

盐、味精、香油各适量。

### 做法/用法

❶将鹅肉洗净，剁块，在沸水中氽烫，除去血水；将玉竹洗净，切段；将枸杞子用温水泡软；将山药去皮，洗净，切块。
❷将玉竹段、山药块、枸杞子、生姜片和葱段入锅，注入足量清水，用大火煮沸后改用小火温煮片刻。

❸放入鹅肉块，煮至肉熟，放入适量盐、味精，淋入香油即可。

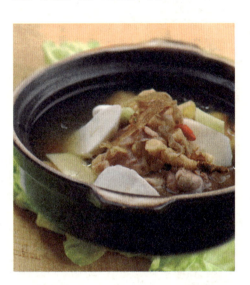

# 2 降脂降压 玉竹兔肉煲

### 材料

黄芪、玉竹各30克，兔肉250克，枸杞子、龙眼肉各适量。

### 调料

盐适量，味精少许。

### 做法/用法

❶将兔肉放入锅中，加3倍的水，煮沸后捞出，洗净，切成小块；将黄芪、

玉竹去除杂质，洗净，放入纱布包中。
❷将兔肉块及纱布包一同放入锅中，倒入适量清水，加入龙眼肉、枸杞子、盐，大火煮沸后改用小火煲。2小时后取出纱布包，用味精调味即可。

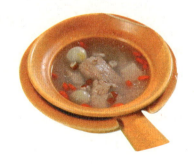

# 杜仲

补阳药

**补肝益肾，强筋壮骨**

| 别　名 | 丝棉皮、棉树皮。 |
|---|---|
| 性　味 | 性温，味甘。 |
| 归　经 | 归肝经、肾经。 |
| 日常用法 | 内服：煎汤，浸酒或入丸、散。 |
| 用量建议 | 9～15克。 |

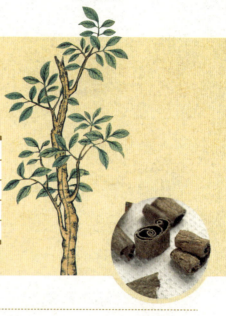

**中药简介**　杜仲为落叶乔木杜仲的树皮。其树皮被折断时有极多的橡胶纤细弹丝，银白如棉，因此又称木棉。杜仲树是地质史上第三纪残留古生物的特有树种，为我国所特有，已被列为国家二级保护树种，主要分布于湖北、四川、云南、贵州、河南、浙江、甘肃等地。

**功效主治**　1. 用于肝肾不足引起的腰膝酸软、下肢痿软、阳痿等。2. 用于肝肾亏虚引起的妊娠下血、胎动不安或习惯性流产等。3. 可降低血压。

**常用配伍**

| 杜　仲＋枸杞子 | 两者配伍，可加强补益肝肾的作用，多用于治肾虚所致的阳痿、遗精、腰膝酸软等。 |
|---|---|
| 补肝益肾　　滋肝养肾 | |
| 杜　仲＋桑寄生 | 两者配伍，可加强补肝益肾、养血安胎的作用，多用于治女性习惯性流产、痹证引起的腰痛等。 |
| 强筋壮骨　　养血祛风 | |

**服用禁忌**　1. 阴虚火旺者慎用。2. 恶蛇皮、玄参。

## 《古今验方》

◎**肾虚腰痛。** 用杜仲去皮炙黄一大斤，分作十剂。每夜取一剂，以水一大升，浸至五更，煎三分减一，取汁，以羊肾三四枚切下，再煮三五沸，如作羹法，和以椒、盐，空腹顿服。（《海上集验方》）

◎**高血压。** 杜仲、夏枯草各五钱，红牛膝三钱，水芹菜三两，鱼鳅串一两。煨水

服，一日三次。（《贵州草药》）

杜仲、黄芩、夏枯草各五钱。水煎服。（《陕西中草药》）

◎**小便余沥，阴下湿痒。**川杜仲四两、小茴香二两（俱盐、酒浸炒），车前子一两五钱、山茱萸肉三两（俱炒），共为末；炼蜜丸，梧桐子大。每早服五钱，白汤下。（《本草汇言》）

◎**妇人胞胎不安。**杜仲不计多少，去粗皮细锉，瓦上焙干，捣罗为末，煮枣肉糊丸，如弹子大，每服一丸，嚼烂，糯米汤下。（《圣济总录》）

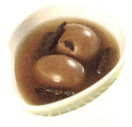

## 药膳养生  1 补肝肾兼安胎  杜仲鸡蛋

### 材料

杜仲20克，续断15克，鸡蛋（洗净）2个。

### 做法/用法

将所有材料放入砂锅中同煮，蛋熟后剥去蛋壳，再用小火稍煮。食蛋喝汤。

**药膳功效**

此药膳适用于肝肾亏虚引起的腰膝酸痛、转侧屈伸不利或胎动不安等。

## 2 强筋健骨滋阴补阳  仲杞寄生茶

### 材料

杜仲10克，枸杞子、桑寄生各15克。

### 做法/用法

将三味药一同放入砂锅中，加适量水，煎沸20分钟，去渣取汁。或者将杜仲、桑寄生一起入锅煎煮，20分钟后取汁冲泡枸杞子。

代茶温饮，每日1剂。

**药膳功效**

桑寄生性平，味甘，能补肝肾、强筋骨、祛风湿，适用于腰膝酸痛、风湿痹痛、头晕目眩、四肢无力、血压升高等。枸杞子滋阴补肾，杜仲温补。此茶具有滋阴温阳、益肾强骨的功效，尤其适合老年人饮用。

# 淫羊藿

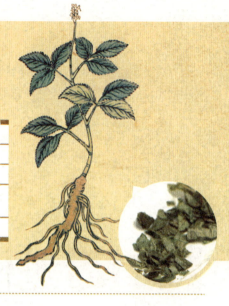

**补阳药**

**补肾壮阳，祛风除湿**

| 别　　名 | 仙灵脾、三叉风、羊角风。 |
|---|---|
| 性　　味 | 性温，味辛、甘。 |
| 归　　经 | 归肝经、肾经。 |
| 日常用法 | 内服：煎汤，浸酒，熬膏或入丸、散。外用：煎水洗。 |
| 用量建议 | 3～9克。 |

**中药简介**　　淫羊藿为小檗科多年生草本植物淫羊藿、箭叶淫羊藿、柔毛淫羊藿、巫山淫羊藿、朝鲜淫羊藿等的全草，多在夏秋两季收割。

**功效主治**　　1. 用于肾阳虚引起的腰膝酸软、夜尿频多、阳痿遗精、滑泄、宫冷不孕等。2. 用于风寒湿邪侵袭人体引起的肢体麻木、四肢痹痛等。3. 用于肾阳虚引起的喘咳或高血压病。

## 常用配伍

| 淫羊藿 ✚ 威灵仙<br>强筋健骨　祛风除湿 | 两者配伍，有补阳散寒、行气止痛的作用，多用于治风湿痹痛、四肢麻木等。 |
|---|---|
| 淫羊藿 ✚ 补骨脂<br>补肾壮阳　固精止泄 | 两者配伍，有补阳固精、补肾益肾的作用，多用于治肾阳虚所致的尿频、遗尿、阳痿、早泄等症。 |

**服用禁忌**　　性欲亢进者、实热证及阴虚火旺者忌用。

### 〈古今验方〉

◎ **仙灵脾酒。益丈夫兴阳，理腰膝冷。** 用淫羊藿一斤，酒一斗，浸三日，逐时饮之。（《食医心镜》）

◎ **三焦咳嗽。腹满不饮食，气不顺。** 仙灵脾、覆盆子、五味子（炒）各一两，为末，炼蜜丸梧子大，每姜茶下二十九。（《圣济总录》）

# 安神类

## 养生中药

　　安神药是治心神不安、补心养血的药物，多用于失眠、多梦、惊悸、健忘、精神恍惚、遗精、自汗、脉细数等症。此类症状多因心血亏虚、阴虚所致。

　　根据药物来源及应用特点不同，安神药分为养心安神药和重镇安神药两类。

**养心安神药**　养心安神药多为植物类种子、种仁，包括酸枣仁、远志、合欢花、夜交藤、柏子仁等，具有养心滋肝的作用，多用于心肝血虚、心神失养所致的心悸、怔忡、失眠多梦等神志不宁的虚证，并常与补血养心药同用，从而增强疗效。

**重镇安神药**　重镇安神药为矿石、化石、介类药物，如朱砂、琥珀、珍珠母、牡蛎、紫石英、磁石等，多用于心悸、失眠、惊痫发狂、烦躁易怒等阳气躁动、心神不安的实证。矿石、介类的重镇安神药质地较硬，应研粉服用，但易损胃气，因此不宜多服久服。脾胃虚弱者须慎用。

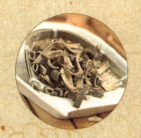
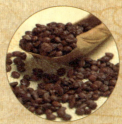
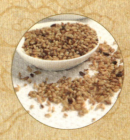

# 酸枣仁

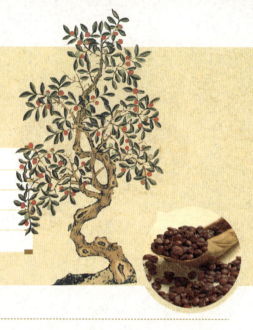

养心安神药

补肝宁心，敛汗生津

| 别　名 | 棘、山枣仁。 |
|---|---|
| 性　味 | 性平，味甘、酸。 |
| 归　经 | 归肝经、胆经、心经。 |
| 日常用法 | 内服：煎汤或入丸、散。 |
| 用量建议 | 9～15克。 |

**中药简介**　酸枣仁为鼠李科植物酸枣的种子，于秋季果实成熟时采收。将果实浸泡一宿，搓去果肉，捞出，用石碾碾碎果核，取出种子，晒干即可。

**功效主治**　用于虚烦不眠、惊悸多梦、体虚多汗、津伤口渴等症。

## 常用配伍

| 酸枣仁 + 五味子<br>养心安神　敛气生津 | 两者配伍，可加强补益心神的作用，多用于治失眠、心悸等。 |
|---|---|
| 酸枣仁 + 知母<br>宁心安神　清热除烦 | 两者配伍，有养血安神、清热除烦的作用，多用于治阴血不足或虚阳浮动所致的虚烦不眠等。 |

**服用禁忌**　实邪郁火者及遗精者慎用。

## 古今验方

◎振悸不眠。酸枣仁汤：用酸枣仁二升，茯苓、白术、人参、甘草各二两，生姜六两，水八升，煮三升，分服。（《本草图经》）

◎胆风毒气，虚实不调，昏沉睡多。酸枣仁一两（生用），全梃蜡茶二两，以生姜汁涂炙，令微焦，捣罗为散。每服二钱，水七分，煎六分，无时温服。（《简要济众方》）

## 药膳养生 1 宁心安神 补肝敛汗 酸枣仁茶

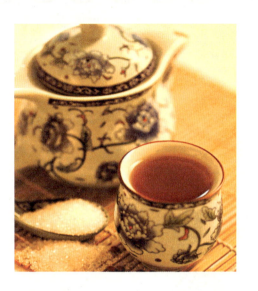

### 材料

酸枣仁20克。

### 调料

白糖少许。

### 做法/用法

将酸枣仁加少许白糖一起拍碎混合，放入保温杯中，用沸水冲泡，加盖闷15分钟左右即可饮用。
代茶频饮。


## 2 滋阴安神 酸枣仁排骨

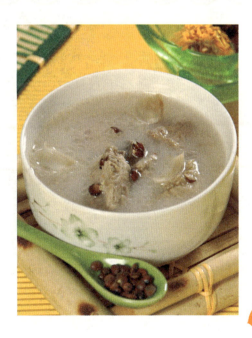

### 材料

百合20克，酸枣仁10克，猪排骨块200克。

### 调料

盐、味精各适量。

### 做法/用法

❶将百合洗净，用温水浸泡约10分钟。
❷用刀背将酸枣仁略微压碎。
❸将猪排骨块洗净，氽烫去血水，放入锅中，先加入百合、酸枣仁和适量水，再加入适量盐、味精调味，煮至汤浓即可。

# 远 志

安神益智，祛痰解郁

| 别　　名 | 细草、小鸡腿、细叶远志、线茶。 |
| --- | --- |
| 性　　味 | 性微温，味苦、辛。 |
| 归　　经 | 归心经、肾经。 |
| 日常用法 | 内服：煎汤，浸酒或入丸、散。 |
| 用量建议 | 3～9克。 |

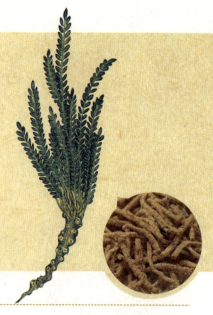

**中药简介**　远志为远志科植物远志或卵叶远志的干燥根，于春季出苗前或秋季地上部分枯萎后挖取根部，除去残基及泥土，阴干或晒干。

**功效主治**　用于失眠多梦、惊悸、健忘、咳嗽多痰、痈疽疮肿等症。

**常用配伍**

| 远 志 + 茯 苓 | 两者配伍，可加强安神宁心的作用，多用于治心气虚弱所致的心悸、多梦等症。 |
| --- | --- |
| 开心解郁　补心益气 | |
| 远 志 + 酸枣仁 | 两者配伍，有养血舒心的作用，多用于治惊悸怔忡、不能入睡等。 |
| 开心解郁　养血安神 | |

**服用禁忌**　心肾有火、阴虚阳亢者忌用。

## 古今验方

◎喉痹作痛。远志肉为末，吹之，涎出为度。（《仁斋直指方论》）

◎脑风头痛，不可忍。远志抹鼻。（《宣明论方》）

◎一切痈疽。远志酒：用远志不以多少，米泔浸洗，捶去心，为末。每服三钱，温酒一盏调，澄少顷，饮其清，以滓敷患处。（《三因极一病证方论》）

◎气郁成鼓胀，诸药不效者。远志肉四两（麸拌炒）。每日取五钱，加生姜三片煎服。（《本草汇言》）

## 药膳养生 1 养心安神 增强记忆力 远志蜜膏

### 材料

远志100克。

### 调料

炼蜜适量。

### 做法/用法

远志反复水煎3次，使药汁浓缩，后加入适量炼蜜，制成膏。每日早晚各服1汤匙，温水送服。

## 2 养心安神 远志汤

### 材料

龙眼肉、枸杞子各10克，远志、酸枣仁各3克，当归6克。

### 做法/用法

将上述材料放入锅中加适量清水煮至汤浓即可。每日1剂，每日3次。

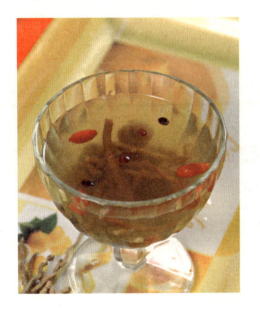

## 3 戒烟清肺 鱼腥远志汁

### 材料

鱼腥草30克，地龙、远志各15克，藿香、薄荷、甘草各10克。

### 做法/用法

将上述材料水煎。每日1剂，每日3次，连续服7～10日。体虚者可加入人参5克。

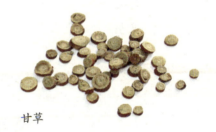

甘草

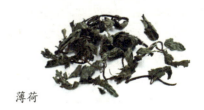

薄荷

# 柏子仁

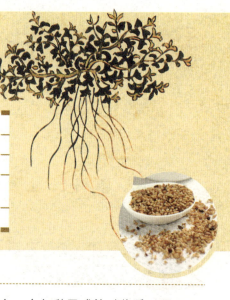

养心安神药

**安神益智，润肠健脾**

| 别　　名 | 柏实、柏子、柏仁、侧柏子。 |
|---|---|
| 性　　味 | 性平，味甘。 |
| 归　　经 | 归心经、肝经、脾经。 |
| 日常用法 | 内服：煎汤或入丸、散。外用：研末调敷，或鲜品捣敷。 |
| 用量建议 | 9～15克。 |

**中药简介**　　柏子仁为柏科植物侧柏的种仁，冬初种子成熟时收采，晒干，之后压碎种皮，簸净，阴干。

**功效主治**　　用于虚烦失眠、心悸怔忡、阴虚盗汗、肠燥便秘等症。

**常用配伍**

| 柏子仁 ＋ 酸枣仁 | 两者配伍，可加强补肝、养血安神的作用，多用于治心悸不眠等。 |
|---|---|
| 补心益脾　　滋养肝血 | |

| 柏子仁 ＋ 当归 | 两者配伍，有养血安神的作用，多用于治血虚所致的心悸失眠、便秘等。 |
|---|---|
| 养心益脾　　补血养血 | |

**服用禁忌**　　便溏及痰多者忌用。

〖 古今验方 〗

◎劳欲过度，心血亏损，精神恍惚，夜多怪梦，怔忡惊悸，健忘遗泄，常服宁心定志，补肾滋阴。柏子仁（蒸晒去壳）四两，枸杞子（酒洗晒）三两，麦门冬（去心）、当归（酒浸）、石菖蒲（去毛，洗净）、茯神（去皮心）各一两，玄参、熟地（酒蒸）各二两，甘草（去粗皮）五钱。先将柏子仁、熟地蒸过，石器内捣如泥，余药研末和匀，炼蜜为丸，如梧桐子大。每服四五十丸，早晚灯心汤或圆眼汤送下。（《体仁汇编》）

◎**老人虚秘。**柏子仁、大麻子仁、松子仁，等分。同研，熔白蜡丸桐子大。以少黄丹汤服二三十丸，食前。（《本草衍义》）

◎**肠风下血。**柏子十四个捶碎，囊贮浸好酒三盏，煎八分服，立止。（《普济方》）

◎**小儿齁啼，惊痫腹满，大便青白色。**用柏子仁末，温水调服一钱。（《圣惠方》）

## 药膳养生 1 养心安神 敛汗固表 柏子仁茶

### 材料

柏子仁10～15克，杏仁5克。

### 做法/用法

❶将柏子仁和杏仁用纱布包好，捣烂。

❷将用纱布包裹的碎末材料放入杯中，加入适量沸水冲泡。

代茶饮用，每日1剂。

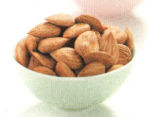
杏仁

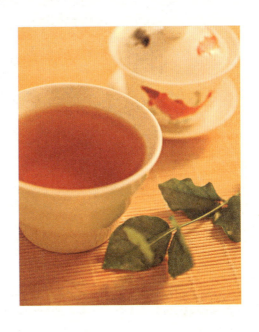

## 2 治疗耳鸣 听力减退 柏子仁黑豆汤

### 材料

黑豆30克，柏子仁6克，酸枣仁5克。

### 做法/用法

将所有材料用水洗净后放入砂锅中加水煮，待黑豆熟烂后服用。早晚各1次。

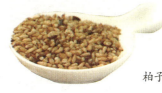
柏子仁

## 3 润肠通便 柏子仁粥

### 材料

粳米100克，柏子仁（去杂质，捣烂）10克。

### 做法/用法

将粳米淘洗干净，与柏子仁共煮为粥。每日2次，2～3日为1个疗程。

## 4 养心安神 柏子仁猪心汤

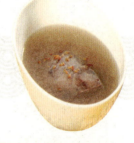

### 材料

猪心1个，柏子仁10克，葱花少许。

### 调料

盐、鸡精各适量。

### 做法/用法

将猪心洗净，切丁，与柏子仁一同放入砂锅中用小火煮，至猪心丁熟烂时加入少许葱花，稍煮，放调料调味即可。

## 5 养血安神 滋润生发 柏子仁瘦肉汤

### 材料

猪瘦肉500克，柏子仁、当归各30克，大枣（去核）6颗。

### 调料

盐适量。

### 做法/用法

❶将柏子仁、当归用清水浸泡30分钟，洗净备用。

❷将猪瘦肉洗净，切成块，氽烫，捞出备用。

猪瘦肉

❸往汤煲或砂锅中加入适量清水，放入浸泡好的柏子仁、当归，中火加热。水热后放入猪瘦肉块、大枣。

❹煮沸后转小火煲2小时，关火前加适量盐调味即可。

# 消导类

## 养生中药

　　凡是以消化饮食、导除积滞为主要作用的中药，都被称为消导药，又称消食药。代表中药为莱菔子、麦芽、山楂、鸡内金等。

　　消导药辛散行滞、甘平和中，有消化饮食、导行积滞、行气消胀、健运脾胃、增进食欲的功效。部分药物还有降气消痰、止咳平喘、回乳消胀、活血化瘀、行气散结、固精止遗等作用。

　　使用消导药须根据食积成因及兼证的不同合理配伍。

　　食积气滞、脘腹胀满疼痛者，宜配行气宽中药。

　　脾胃虚弱、运化无力、食积内停者，宜配益气健脾药，以扶正祛邪、标本兼顾。

　　中焦虚寒、脘腹冷痛、食积停滞者，宜配温里散寒药，以温运脾胃、消食化积。

　　食积化热、积滞内结、便秘尿赤者，宜配苦寒泻下药，以泻热通便、消食化积。

　　湿浊中阻、食积不消、脘痞不饥者，宜配芳香化浊、燥湿健脾药，以化湿开胃、消食运脾。

　　本类药物对久病体虚无实证者不适用。

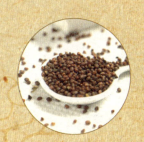 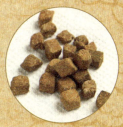 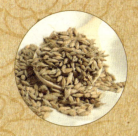

# 莱菔子

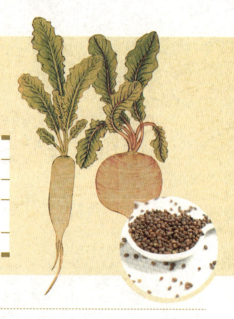

消导药

**消食除胀，降气化痰**

| | |
|---|---|
| 别　　名 | 萝卜子、芦菔子、萝白子。 |
| 性　　味 | 性平，味辛、甘。 |
| 归　　经 | 归肺经、脾经、胃经。 |
| 日常用法 | 内服：煎汤或入丸、散。外用：研末调敷。 |
| 用量建议 | 6～12克。 |

**中药简介**　　莱菔子为十字花科植物萝卜的成熟种子；于夏、秋间种子成熟时割取全株，晒干，搓出种子，除去杂质，晒干。

**功效主治**　　用于脘腹胀痛、宿食积滞、大便秘结、泻痢等。

**常用配伍**

| 莱菔子 + 山楂 | 两者配伍，可加强消食化积的作用，多用于治食滞引起的脘腹胀痛、泻痢等。 |
|---|---|
| 降气化痰　　健胃助食 | |
| 莱菔子 + 杏仁 | 两者配伍，有化痰止咳的作用，多用于治痰气不利所致的慢性咳嗽。 |
| 降气化痰　　宣肺止咳 | |

**服用禁忌**　　1. 气虚无食积、痰滞者慎用。2. 不宜与人参同用。

## 古今验方

◎**积年上气咳嗽，多痰喘促，唾脓血。** 莱菔子一合，研，煎汤，食上服之。（《食医心镜》）

◎**牙疼。** 萝卜子二七粒，去赤皮，细研。以人乳和，左边牙痛，即于右鼻中点少许，如右边牙疼，即于左鼻中点之。（《圣惠方》）

◎**风头痛及偏头痛。** 莱菔子半两，生姜汁半合。上相和研极细，绞取汁，入麝香少许，滴鼻中搐入，偏头痛随左右用之。（《普济方》）

◎一切食积。山楂六两，神曲二两，半夏、茯苓各三两，陈皮、连翘、萝卜子各一两。上为末，炊饼丸如梧子大。每服七八十丸，食远，白汤下。（《丹溪心法》）

## **[药膳养生] 1 [行气消积] 莱菔子粥**

莱菔子

### 材料

莱菔子10克，粳米50克。

### 做法/用法

❶将莱菔子炒至香熟，研成细末。

❷将粳米淘洗后浸泡至软，加入适量清水煮粥，待粥将熟时，每次调入炒莱菔子末5克左右（分两次调入），稍煮即可。
趁热吃粥约1碗，每日2次，连用2日。

## **2 [消食理气 清肠通便] 山药莱菔子粥**

### 材料

粳米100克，
山药150克，
莱菔子50克。

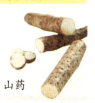

山药

### 做法/用法

❶将莱菔子用纱布袋装好；将粳米洗净，浸泡至软。

❷将山药去皮，洗净，切小块，与粳米、纱布袋装的莱菔子、适量清水共煮为粥即可。

### 闲话本草

　　莱菔子能消食化积，行气消胀，增强胃肠的蠕动，对任何原因导致的饮食积滞都很有用，但会耗伤脾胃之气。所以，多用于治饮食积滞的实证，而对脾虚者则不适用，但可通过配伍来解决。比如，与山楂、神曲、陈皮等配伍，可以治食积不化、中焦气滞、脘腹胀满、嗳腐吞酸等，如保和丸，而对于脾虚积滞者，可加入白术。再如，与白芥子、苏子等配伍，如三子养亲汤，可以治痰壅喘咳。

# 神 曲

健脾和胃，消食调中

| 别　　名 | 六曲、健曲、六神曲、酒曲。 |
|---|---|
| 性　　味 | 性温，味甘、辛。 |
| 归　　经 | 归脾经、胃经。 |
| 日常用法 | 内服：煎汤或研末入丸、散。 |
| 用量建议 | 6～15克。 |

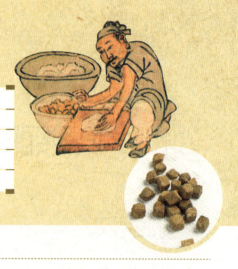

**中药简介**　　神曲为辣蓼、青蒿、杏仁等药加入面粉或麸皮，混合后，经发酵而形成的曲剂。

**功效主治**　　用于胸痞腹胀、呕吐泻痢、宿食积滞、产后瘀血腹痛、小儿腹大坚积等症。

**常用配伍**

**神 曲** + **人 参**
导胃肠　　补脾胃

两者配伍，相须为用，有健脾和胃的作用，多用于治腹部胀满、脾虚积滞、大便溏泄等症。

**神 曲** + **鸡内金**
化食消积　　消食开胃

两者配伍，有化滞开胃的作用，多用于治纳呆食少、胃口不开、食滞内停、吐泻等症。

**服用禁忌**　1.凡脾阴虚、胃火盛、无食滞者忌用。2.能坠胎，孕妇慎用。

## 古今验方

◎**脾胃俱虚，不能消化水谷，胸膈痞闷，腹胁时胀，连年累月，食减嗜卧，口苦无味，虚羸少气。**乌梅（去核焙干）、干姜（炮）各四两，小麦蘖（炒黄）三两，神曲（捣末炒）六两二钱。上件为末；炼蜜为丸如梧桐子大，每服十五丸加至二十丸，米饮下，日二服，不计时候。（《太平惠民和剂局方》）

◎**食积心痛。**陈神曲一块。烧红，淬酒二大碗服之。（《摘元方》）

◎时暑暴泻及饮食所伤，胸膈痞闷。神曲（炒）、苍术（米泔浸一宿，焙干）各等分。为末，面做为丸，如梧桐子大。每服三十丸，不拘时，米饮吞下。（《太平惠民和剂局方》）

## 药膳养生 1 健脾暖胃 适于厌食症 神曲粳米粥

### 材料

神曲10克，粳米适量。

### 做法/用法

❶将神曲捣碎，煎取药汁后，去渣留汁。
❷将粳米洗净，浸泡至软，与神曲汁、适量清水一同煮成稀粥。
随量服食，每日1～2次。

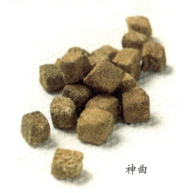

神曲

## 2 适于小儿厌食症 小儿疳积 谷麦神曲粥

### 材料

炒谷芽、炒麦芽、神曲各10克，粳米50克。

### 调料

白糖适量。

### 做法/用法

将以上三味药水煎，去渣留汁；加入浸泡至软的粳米同煮；粥熟后加入适量白糖稍煮即可。
每日分早晚2次服用，连续服用5～7日。

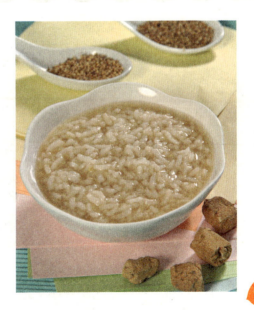

# 麦芽

消导药

**健脾开胃，退乳消胀**

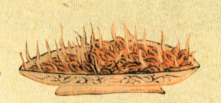

| 别　　名 | 大麦芽、大麦蘖、麦蘖。 |
|---|---|
| 性　　味 | 性平，味甘。 |
| 归　　经 | 归脾经、胃经、肝经。 |
| 日常用法 | 内服：煎汤或入丸、散。 |
| 用量建议 | 6～12克。回乳炒用60克。 |

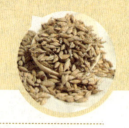

**中药简介**　　麦芽为禾本科植物大麦的成熟果实经发芽干燥而得：将麦粒用水浸泡后，保持适宜温度、湿度，待幼芽长至约0.5厘米时，晒干或低温干燥。

**功效主治**　　用于食积不消、腹满泄泻、恶心呕吐、食欲不振、乳汁郁积、乳房胀痛等症。

**常用配伍**

| 炒麦芽 + 神 曲 | 两者配伍，可加强消食、回乳的作用，多用于治食积不消、回乳等。 |
|---|---|
| 退乳消胀　消食调中 | |
| 炒麦芽 + 干 姜 | 两者配伍，有温胃消食的作用，多用于治脾胃虚弱等。 |
| 健胃消食　温中散寒 | |

**服用禁忌**　　1.无积滞、脾胃虚者及哺乳期女性忌用。2.久食消肾，不可多食。

## 古今验方

◎**产后腹中鼓胀，不通转，气急，坐卧不安**。麦蘖一合，末，和酒服食，良久通转。（《兵部手集方》）

◎**产后发热，乳汁不通及膨，无子当消者**。麦蘖二两，炒，研细末。清汤调下，作四服。（《丹溪心法》）

◎**快膈进食**。麦芽四两，神曲二两，白术、橘皮各一两。为末，蒸饼丸梧子大。每人参汤下三五十丸。（《本草纲目》）

# 1 健脾开胃 消食化积 麦芽党参茯苓牛肚汤

## 材料

牛肚500克，生麦芽、党参、净淮山药片、茯苓各50克，生姜、大枣（去核）各适量。

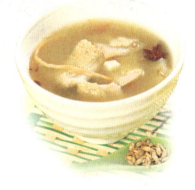

## 调料

陈皮、大料、茴香各6克，盐、鸡精各适量。

## 做法/用法

❶ 将牛肚浸泡，切块，加适量清水，小火炖30分钟，再加入生麦芽、党参、净淮山药片、茯苓、陈皮、大料、茴香、生姜、大枣。

❷ 用小火再炖2小时，熟后加入适量盐、鸡精调味即可。

# 2 温中 补气 麦芽茶

## 材料

麦芽10克，绿茶3克。

## 做法/用法

将以上两种材料放入茶杯中，以沸水冲泡。代茶饮用，每日1～2剂。

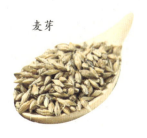

麦芽

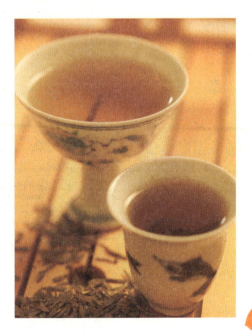

# 鸡内金

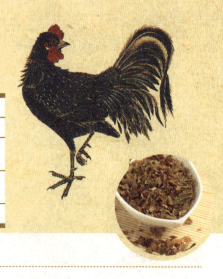

消导药

健脾消积，涩精止遗

| 别 名 | 鸡黄皮、鸡肫、化石胆。 |
|---|---|
| 性 味 | 性平，味甘。 |
| 归 经 | 归脾经、胃经、小肠经、膀胱经。 |
| 日常用法 | 内服：煎汤或入丸、散。外用：烘干研末调敷或生贴。 |
| 用量建议 | 3～9克。 |

**中药简介**　　鸡内金为家鸡的砂囊内壁，是消化器官，用于研磨食物，最能消食化积。因效果极佳，故而以"金"命名。

**功效主治**　　用于消化不良、遗精盗汗、呕吐泻痢等症。

## 常用配伍

**鸡内金** + **白术**
健脾消积　　健脾益气

两者配伍，可加强健脾消积的作用，多用于治脾胃虚弱、积滞不消引起的脘腹痞闷、胀满等。

**鸡内金** + **丹参**
消食健脾　　活血化瘀

两者配伍，有祛瘀消积的作用，多用于治食积有瘀引起的胃脘痛。

**服用禁忌**　脾虚无积者慎用。

## 古今验方

◎ **食积腹满。**鸡内金研末，乳服。（《本草求原》）

◎ **反胃，食即吐出，上气。**鸡内金烧灰，酒服。（《千金方》）

◎ **一切口疮。**鸡内金烧灰，敷之。（《活幼新书》）

◎ **遗精。**鸡内金30克，炒焦研末，分六包，早晚各服一包，以热黄酒半盅冲服。（《吉林中草药》）